Docteur E. GALZIN

MÉDECIN-MAJOR AUX CHASSEURS ALPINS

LES

FROIDURES GRAVES

Prophylaxie — Premiers Soins

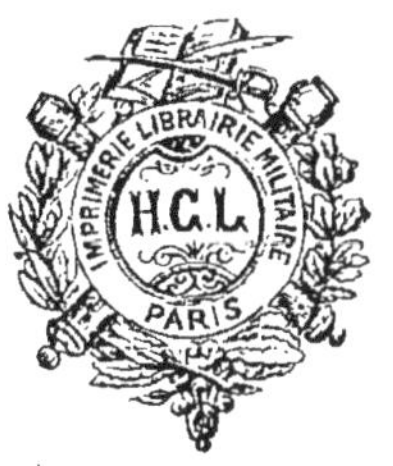

PARIS

Henri CHARLES-LAVAUZELLE

Éditeur militaire

10, Rue Danton, Boulevard Saint-Germain, 118

(MÊME MAISON A LIMOGES)

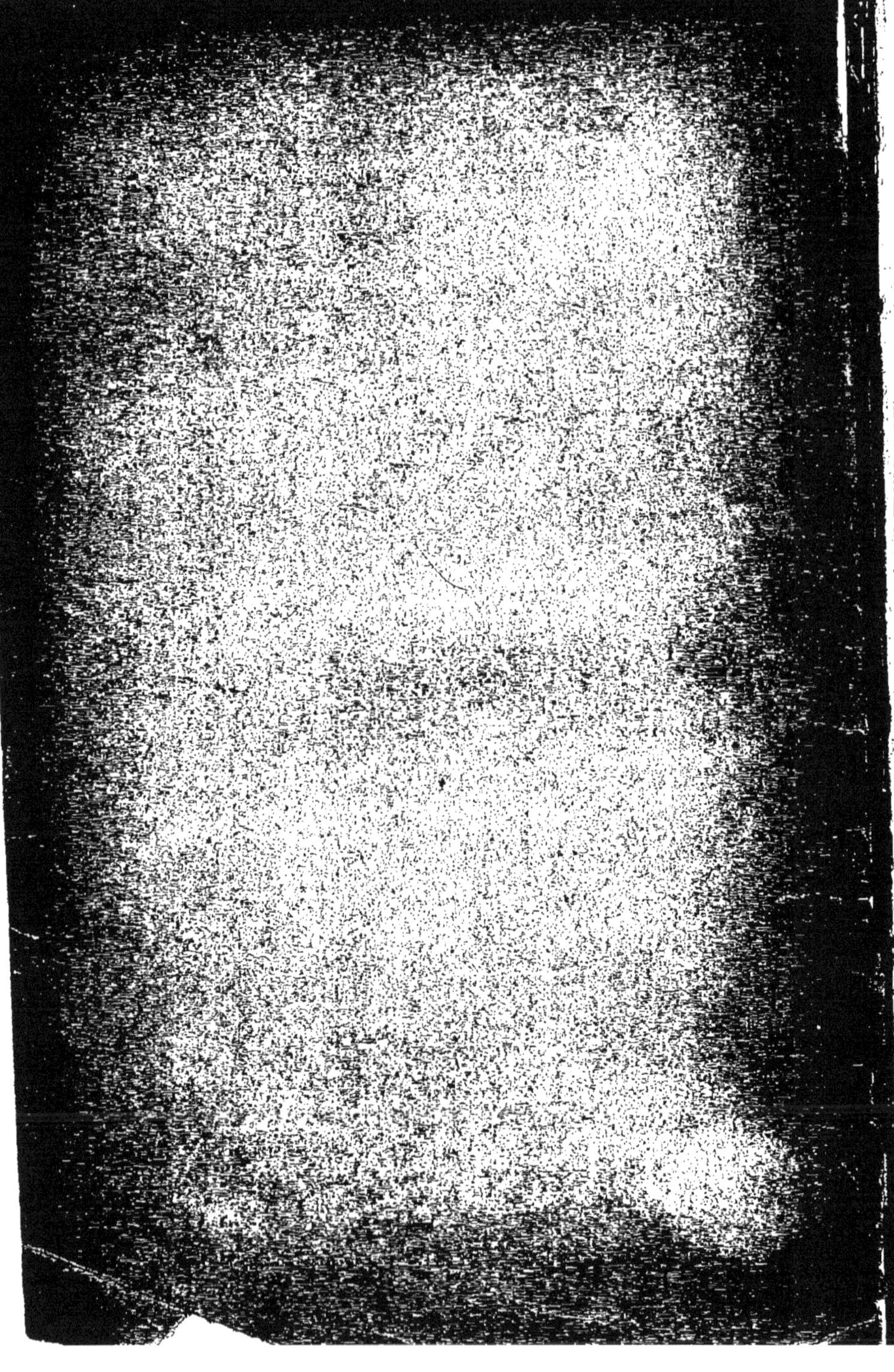

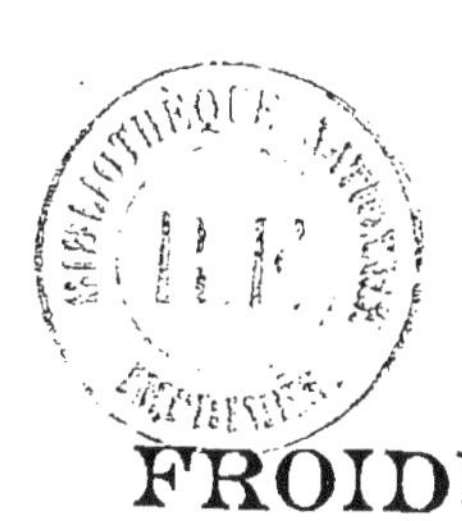

LES

FROIDURES GRAVES

Docteur E. GALZIN

MÉDECIN-MAJOR AUX CHASSEURS ALPINS

LES

FROIDURES GRAVES

PROPHYLAXIE. — PREMIERS SOINS

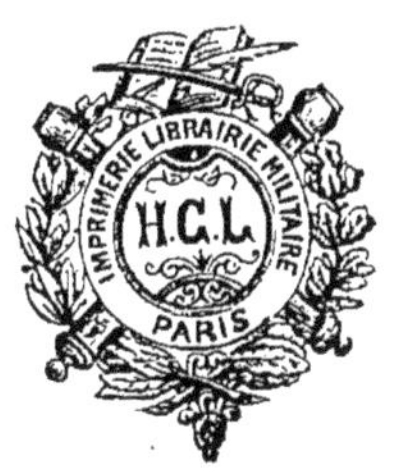

PARIS

Henri CHARLES-LAVAUZELLE

Éditeur militaire

10, Rue Danton, Boulevard Saint-Germain, 118

(MÊME MAISON A LIMOGES)

SOMMAIRE

TITRE III.

ACCIDENTS RÉACTIONNELS.

AVANT-PROPOS

Ce travail a pour but d'exposer les notions nécessaires au praticien pour la prophylaxie et les premiers soins des froidures graves.

Nous avons écrit un pareil livre parce que étant médecin-major d'un bataillon de chasseurs alpins et en ayant eu besoin pour notre pratique nous ne l'avons pas trouvé.

Ayant eu à propos des marches d'hiver alpines à nous occuper des froidures pour leur prophylaxie, leurs symptômes et leurs premiers soins, nous avons consulté les auteurs didactiques pour rafraîchir nos souvenirs sur la question. Nous avons constaté alors que ces auteurs ne donnaient qu'en quantité tout à fait insuffisante les documents dont nous avions besoin. A quelques exceptions près, les notions qu'ils donnent sont trop sommaires, vagues à force d'être générales, et il est difficile et parfois même impossible d'en tirer des indications concrètes pour les besoins de la pratique.

Plus tard ayant eu l'occasion d'observer six cas de froidures assez graves survenus à la fois, nous avons été étonné en analysant ces faits de constater que leur étiologie n'était pas celle que les ouvrages didactiques donnent comme étant de beaucoup la plus fréquente. Les accidents observés par nous n'avaient pas été produits par l'action unique et directe du froid pendant la durée de l'exposition au froid. Presque tous s'étaient développés à un moment où les sujets d'ailleurs indemmes de congélation, n'étaient plus exposés au froid. Nous lûmes alors les Mémoires des chirurgiens du Premier Empire qui sont la plus riche mine de documents sur la question. Nous y constatâmes que contrairement à ce qui ressort de la lecture des classiques, les accidents du genre de ceux que nous avions observés, c'est-à-dire, déterminés par une réaction survenant sans congélation préalable, étaient de beaucoup les plus fréquents, du moins en ce qui concerne les accidents locaux. Ces accidents sont complètemnt omis par les classiques.

La pratique nous faisait donc constater que les ouvrages didactiques étaient non seulement incomplets, mais encore inexacts sur des points importants.

D'autre part, nous possédions une certaine expérience personnelle sur la question des froidures. Nous avions observé et traité les froidures dont il a été question précédemment, et quelques autres encore. Nous avions pris part à bon nombre de périodes de marches faites au cœur de l'hiver dans les parties les plus élevées des Alpes. Nous avions fait un peu d'alpinisme sur glacier. Nous avions ainsi été à même d'observer nombre de faits et d'apprécier la valeur de nombre de prescriptions. Ayant été aux prises avec la pratique nous savions quelles étaient les notions nécessaires au praticien.

Dans ces conditions nous avons cru faire œuvre utile en écrivant le livre qui manquait.

Ce livre n'est donc pas uniquement une compilation des travaux antérieurs. Nous apportons une contribution personnelle vécue, à l'étude de la question. Nous y exposons les notions nouvelles que nous a révélé le contact avec la réalité.

Quand on a quelque expérience des froidures, on res-

sent à la lecture des articles didactiques sur le sujet
l'impression que leurs auteurs ou bien n'ont pas observé
de froidures ou bien n'ont eu à s'en occuper que pour
le traitement des suites éloignées.

Un mot sur notre programme.

Ce livre est essentiellement un livre de pratique; nous
avons écarté toutes les considérations scientifiques inu-
tiles pour la pratique.

Notre but est de donner les notions nécessaires pour
la prophylaxie et le traitement de la première heure.
La réalisation de ce but comporte naturellement l'exposition de l'étiologie, de la pathogénie et de la symp-
tomatologie des froidures. Le traitement éloigné des
suites des froidures, d'ailleurs bien décrit dans les
ouvrages didactiques, a été laissé de côté.

La prophylaxie, et notamment la prophylaxie militaire, a été assez longuement développée. Nous avons
vu à l'usage, que les conseils sommaires et généraux
des classiques sont absolument insuffisants pour la pratique. Ce qu'il faut ce sont des conseils précis et cir-
constanciés sur les divers moyens. Nous avons, d'ailleurs, pu expérimenter personnellement la valeur de
la plupart des moyens conseillés. Nous ajouterons que,
pour ce chapitre nous avons consulté les officiers les
plus expérimentés du bataillon de chasseurs alpins où
nous servons.

Nous avons cherché à faire de ce livre un ouvrage à
la fois scientifique et de vulgarisation. Nous nous sommes efforcé de donner aux descriptions médicales la
précision scientifique nécessaire. Mais en même temps
l'ouvrage a été rédigé de façon à en permettre l'usage
aux personnes étrangères à la médecine. Dans ce dernier but, les dispositions suivantes ont été prises. Les
principes de physiologie et d'hygiène sur lesquels se
basent certains conseils ont été rappelés. A la fin de

chaque titre se trouve un résumé où les passages de médecine pure intéressant le public, sont exposés avec le moins de termes techniques possible. Enfin, pour permettre d'éviter les passages entièrement techniques qui sont d'ailleurs assez rares, ces passages sont imprimés en caractères plus petits.

Ce livre est spécialement destiné aux troupes alpines, à leurs officiers et surtout à leurs médecins. Mais il sera utile, ou tout au moins intéressant, pour tous les médecins qui y trouveront des notions nouvelles. Il sera utile à toutes les personnes ou collectivités exposées aux froidures : corps de troupe, touristes, alpinistes.

LES

FROIDURES GRAVES

TITRE I

GÉNÉRALITÉS SUR LES FROIDURES

Le froid, à un certain degré d'intensité, produit dans le corps humain des troubles des fonctions et des altérations des tissus vivants. Ces troubles fonctionnels, quand ils sont prononcés, et ces altérations ou lésions des tissus, portent le nom de froidures ou accidents par le froid.

La signification du mot accident n'est pas très précise en ce qui concerne les effets du froid. Nous allons essayer de la préciser. A notre avis, et en restant sur le terrain de la pratique, ce nom doit être donné à tout effet du froid qui indique un traitement. Les lésions produites par le froid sont évidemment des accidents. Mais les troubles fonctionnels graves qui précèdent toujours et le plus souvent causent les lésions, indiquent aussi un traitement, quand leur intensité est telle que les lésions sont à craindre; en effet, ces troubles sont les signes d'imminence des lésions quand ils n'en sont pas la cause. Il y a donc deux sortes d'accidents par le froid : les accidents-troubles fonctionnels et les accidents-lésions.

Les auteurs didactiques n'étudient les froidures qu'à deux points de vue : l'étendue des parties atteintes et la nature anatomo-pathologique des lésions.

D'après l'étendue des parties atteintes, les accidents sont divisés en deux catégories : les accidents locaux, les accidents généraux.

Les accidents locaux sont ceux qui atteignent les parties du corps périphériques, non indispensables à la vie générale de l'organisme. Ces accidents ne compromettent donc pas la vie générale, du moins directement. La congélation d'un pied, par exemple, est un accident local.

Les accidents généraux sont ceux qui atteignent les organes indispensables à la vie générale du corps, c'est-à-dire les viscères internes importants : centres nerveux, appareil respiratoire, appareil circulatoire. Ces accidents compromettent ou abolissent la vie générale dont ils atteignent les organes essentiels, soit par des troubles fonctionnels, soit par des lésions. La gêne de la respiration, la perte de connaissance, la mort, causées par le froid, sont des accidents généraux.

Cette classification est indispensable pour la pratique.

D'après la nature anatomo-pathologique des lésions, les froidures sont divisées en catégories variables suivant les auteurs. Cependant la classification la plus généralement adoptée et la plus simple est celle de Callisen :

1er degré, rubéfaction;

2e degré, vésication;

. 3e degré, escharification.

Par suite du but de notre travail, nous n'aurons pas à nous servir de cette classification. D'ailleurs, les froidures du 3e degré sont les seules dont nous aurons à nous occuper.

Ces classifications peuvent suffire à ceux qui n'ont

à s'occuper des froidures qu'en théorie ou pour le traitement des suites éloignées. Mais cette analyse est insuffisante pour le praticien qui a à en organiser la prophylaxie et à leur appliquer les premiers soins. Ce praticien doit connaître à fond l'étiologie et la pathogénie, et il doit connaître exactement les troubles fonctionnels qui précèdent les lésions.

Montrons d'abord la nécessité de l'étude de l'étiologie et de la pathogénie. Nous allons baser cette démonstration sur l'analyse de quelques faits concrets.

Première catégorie de faits. — Deux personnes sont exposées au froid. Pendant le cours de cette exposition au froid et sans l'intervention d'aucune autre cause, chez l'une de ces personnes, une main prend les caractères d'une main morte; chez l'autre il se produit une perte de connaissance. Ces accidents ont eu le froid comme cause unique et exclusive, comme cause nécessaire et suffisante.

Deuxième catégorie de faits. — Un groupe de personnes a été exposé au froid, mais n'en a pas éprouvé des accidents pendant l'exposition au froid. Après l'exposition au froid, une personne de ce groupe va se chauffer une main et cette main se gangrène; une autre personne du même groupe entre dans une chambre chaude et, au bout d'un moment de souffrance, tombe sans connaissance et meurt. Les autres personnes du même groupe qui ont été soumises au même froid, ne s'exposent pas à la chaleur et n'éprouvent aucun accident.

Dans les accidents ayant atteint les deux personnes qui se sont chauffées, le froid a eu un rôle de cause, puisque la chaleur ne produit pas de pareils effets quand les personnes qui s'y exposent n'ont pas été préalablement soumises au froid. Mais, si le froid a été la cause nécessaire de ces accidents, il n'en a pas été la cause suffisante, puisque les autres personnes du même groupe, qui ont subi le même froid, mais qui ne se sont pas exposées à la chaleur, n'ont pas eu d'accidents. Les accidents se sont développés seulement chez les personnes qui successivement ont été exposées au froid d'abord, à la chaleur ensuite. Ces accidents ont donc eu le froid comme cause prédisposante et la chaleur comme cause déterminante.

Voilà donc deux catégories de froidures qui apparaissent très distinctes quand on analyse leur pathogénie et leur étiologie. Les premières ont le froid comme cause nécessaire et suffisante; on pourrait les appeler accidents directs ou froidures directes, parce qu'elles sont produites par l'action unique et directe du froid. Les secondes ont le froid comme cause prédisposante et la chaleur comme cause déterminante; on pourrait les appeler accidents par réaction, ou accidents réactionnels, ou froidures réactionnelles, parce que, comme on le verra plus loin, leur cause immédiate est une réaction qui se développe sous l'influence de la chaleur, après l'action préalable du froid.

Ces deux sortes d'accidents se ressemblent-ils à d'autres points de vue? Très peu. Comme symptômes, s'ils se ressemblent à la période des lésions constituées qui sont banales, ils diffèrent complètement à la période des troubles fonctionnels qui précèdent les lésions. La prophylaxie est toute différente. Les traitements se ressemblent à la période des lésions, mais diffèrent complètement à la période des troubles fonctionnels.

Ces différences sont telles qu'on doit s'attendre logiquement à trouver les deux sortes de froidures décrites, et décrites séparément par les auteurs. Or il n'en est nullement ainsi.

Les auteurs didactiques parlent bien des accidents réactionnels, mais très brièvement et très accessoirement. La meilleure preuve qu'ils en parlent peu, c'est qu'ils ne leur donnent pas de nom spécial. Ils ne les mentionnent que comme consécutifs aux accidents directs, à la congélation surtout. Ils ne signalent pas du tout leur très fréquent développement sans accident direct préalable. Ils omettent ou ébau-

chent à peine la description de leur étiologie, de leur pathogénie, de leurs symptômes, de leur prophylaxie, de leur
traitement. Les descriptions sont à peu près uniquement con-
sacrées aux accidents directs. Le lecteur en conclut, comme
nous l'avions fait tout d'abord, que les accidents par réaction sont peu fréquents, peu utiles à connaître, et que ce sont
les accidents directs qui s'observent de beaucoup le plus fréquemment.

Mais telle n'est pas la réalité. Notre modeste pratique
personnelle et la lecture des mémoires écrits par ceux qui ont
observé le plus de froidures, par les chirurgiens du Premier
Empire, nous ont montré que les accidents réactionnels sont
les plus fréquents. Dans son *Mémoire sur la gangrène sèche
causée par le froid ou gangrène de congélation*, qui figure au
tome III de ses *Mémoires*, dans le récit de la campagne de
Pologne, Larrey écrit ce qui suit :

« Tous les médecins qui ont écrit sur cette mortification
considèrent le froid comme sa cause déterminante; cependant, si nous portons notre attention sur le temps de l'ex-
plosion de cette maladie, sur sa mise en marche et sur les
phénomènes qui l'accompagnent, nous pourrons nous convaincre que le froid n'en est que la cause prédisposante. »

Plus loin, il dit :

« Telle est la marche, tels sont les phénomènes que la gangrène de congélation nous a offerts en Pologne, et nous pouvons assurer qu'elle ne s'est déclarée qu'au moment où la
température s'est élevée tout à coup d'un degré très bas à
plusieurs degrés au-dessus de zéro; je pense même, qu'à
moins d'une inaction complète des individus soumis pendant longtemps aux influences du froid jusqu'à l'asphyxie,
et à moins qu'une seconde cause sédative ou narcotique
n'agisse intérieurement de concert, telle que l'ivresse, etc.,
je pense, dis-je, que la mort partielle ou générale ne peut
avoir lieu pendant la durée du froid. »

Cette opinion si autorisée de Larrey sur la rareté des accidents ayant le froid comme cause nécessaire et suffisante,
accidents que nous avons appelés directs, est bien faite pour
étonner quand on sort de la lecture des articles didactiques.

Le quasi-silence de ces articles sur les accidents réactionnels
ne s'explique qu'en admettant que leurs auteurs n'ont pas
observé ou ont peu observé personnellement de froidures.
Malheureusement, ce silence n'a pas que des inconvénients
théoriques : il laisse dans l'ombre de nombreuses notions indispensables pour la pratique. On ne sera donc pas étonné

de notre assez long plaidoyer en faveur de la réhabilitation des accidents réactionnels.

La nécessité s'impose donc de décrire séparément les deux sortes étio-pathogéniques et de donner autant de détails pour l'une que pour l'autre. Mais ici se présente une difficulté de terminologie. Les accidents des deux sortes ayant été confondus jusqu'ici, il n'existe pas de désignation pour les différencier l'une de l'autre. Bien au contraire, la plus grande confusion règne dans la terminologie adoptée par les auteurs pour la désignation étio-pathogénique des froidures. Nous venons de voir Larrey appeler « gangrène de congélation » la gangrène consécutive à la réaction. Pour d'autres auteurs, le mot congélation désigne, au contraire, un accident direct local. Certains englobent les deux sortes d'accidents sous le nom de gelures. Pour mettre un terme à cette confusion, nous proposons les désignations que nous avons déjà employées. La dénomination *accidents directs* désignera les accidents qui ont le froid comme cause nécessaire et suffisante, comme cause directe. La dénomination *accidents réactionnels* désignera les accidents qui ont le froid comme cause prédisposante et la chaleur comme cause déterminante, celle-ci ayant provoqué la réaction qui est la cause immédiate. Les accidents de chacune de ces deux catégories étio-pathogéniques peuvent être, suivant l'étendue des parties atteintes, soit locaux, soit généraux.

La nécessité de l'étude de l'étiologie et de la pathogénie des froidures étant établie, montrons maintenant la nécessité d'étudier, dans les froidures, les troubles fonctionnels graves qui précèdent toujours, et le plus souvent causent les lésions, troubles fonctionnels qui méritent aussi le nom d'accidents d'après la définition de ce mot précédemment admise.

Les auteurs, en exposant les froidures, ne décrivent guère que les lésions réalisées. Ils omettent à peu près complètement les troubles fonctionnels qui les précèdent.

Cependant, il y a nécessité évidente, pour le praticien, à connaître ces troubles fonctionnels graves préalables. Ces troubles, avons-nous dit, précèdent toujours et, le plus souvent, causent immédiatement les lésions, comme on le verra plus loin. Même quand ils ne sont pas la cause des lésions, ces troubles graves sont un signe que l'action du froid a produit ou va produire des lésions et qu'il y a urgence à combattre l'action du froid. Mais, comme le plus souvent ils sont la cause immédiate des lésions, en combattant ces troubles on pourra prévenir les lésions s'il en est temps, et, sinon, on limitera le développement des lésions.

Cette distinction entre les troubles fonctionnels et les lésions réalisées, dans la description des accidents, n'a guère de raison d'être que pour les accidents locaux. Dans les accidents généraux, la vie fragile des viscères internes importants ne résiste pas aux lésions et, quand celles-ci existent à un degré notable, la mort survient très généralement.

Dans la description des accidents locaux, directs ou réactionnels, nous décrirons donc séparément les troubles fonctionnels et les lésions.

Pour le plan de ce travail, les considérations qui précèdent nous obligent à rompre avec la tradition. D'après celle-ci les études sur les froidures graves sont divisées en deux chapitres : accidents locaux, accidents généraux. Un pareil plan ne peut s'expliquer que par la quasi-omission traditionnelle des accidents réactionnels. Mais, d'une part, nous venons d'établir que les accidents réactionnels ont droit à une étude aussi étendue que les accidents directs. D'autre part, les ressemblances entre les accidents locaux et généraux de deux catégories étio-pathogéniques différentes sont minimes; au contraire, les points communs entre les accidents locaux et généraux d'une même catégorie étio-pathogénique sont très nombreux : leur étiologie, leur pathogénie, leur prophylaxie sont les mêmes; le traitement a des principes communs, sinon des moyens identiques. Nous adopterons donc un plan basé sur l'étiologie et la pathogénie. Nous décrirons successivement les accidents directs et les accidents réactionnels.

RÉSUMÉ DES GÉNÉRALITÉS SUR LES FROIDURES

Les froidures ou accidents par le froid sont les effets nuisibles que le froid produit sur le corps. Ces effets nuisibles consistent soit en troubles des fonctions, soit en lésions. Nous ne nous occuperons que des accidents graves.

Pour comprendre la prophylaxie et les premiers soins des froidures, celles-ci doivent être envisagées à deux points de vue : les conditions de leur développement et l'étendue des parties atteintes.

Au point de vue de l'étendue des parties atteintes, les accidents par le froid se divisent en froidures locales et froidures générales.

Au point de vue des conditions de leur développement, les froidures sont de deux sortes : les froidures directes et les froidures réactionnelles.

Les froidures directes sont celles causées par l'action unique et directe du froid. Le froid est la cause suffisante et nécessaire. Elles se produisent pendant que la partie atteinte est exposée au froid.

Les accidents réactionnels sont ceux produits par les actions successives d'un froid violent d'abord et, immédiatement après, d'une température notablement supérieure; celle-ci développe des troubles appelés réaction, et cette réaction est la cause immédiate des accidents, d'où leur qualification. Ces accidents ne se produisent pas pendant l'exposition au froid comme les accidents directs, mais quand les parties atteintes ne sont plus exposées au froid et sont au contraire soumises à une température relativement douce. (Pour plus de détails, voir pages 13 et suivantes.)

Les accidents directs et les accidents réactionnels

peuvent être soit locaux, soit généraux, suivant l'étendue des parties qu'ils atteignent.

Les accidents réactionnels, qui sont très fréquents, du moins comme accidents locaux, sont souvent méconnus au point de vue des conditions de leur développement; le rôle de la chaleur ou de la température, relativement élevée, passe inaperçu.

Dans le développement des accidents existent deux phases : d'abord, la période des troubles fonctionnels; ensuite, éventuellement, la phase des lésions. Les troubles fonctionnels précèdent toujours et causent le plus souvent les lésions.

TITRE II

ACCIDENTS DIRECTS

CHAPITRE Ier

ÉTIOLOGIE, PATHOGÉNIE, DESCRIPTION

Généralités.

Les accidents directs, ou froidures directes, sont ceux produits par l'action unique et directe du froid; ils ont le froid comme cause suffisante et nécessaire et se réalisent par conséquent pendant que les parties atteintes sont soumises à l'action du froid.

Ils sont constitués soit par des troubles fonctionnels, soit par des lésions des tissus du corps.

Leur étiologie est très simple et ressort suffisamment de leur définition.

Leur pathogénie est un peu différente pour les accidents locaux et pour les accidents généraux.

La gravité des accidents est, toutes choses égales d'ailleurs, proportionnelle à l'intensité d'action du froid, intensité qui est fonction de la violence et de la durée du froid. Mais la constitution individuelle a un rôle important : deux personne exposées à un même froid n'en éprouveront pas toujours les mêmes effets.

L'action directe du froid peut déterminer des accidents soit dans les parties périphériques du corps, soit dans les viscères internes importants; dans le premier cas, on aura des accidents directs locaux; dans le deuxième cas, des accidents directs généraux.

Accidents directs locaux.

Les accidents directs locaux sont ceux produits par l'action unique et directe du froid sur les parties du corps périphériques, non indispensables à la vie. Les troubles fonctionnels qui en résultent ne compromettent pas la vie, du moins directement.

Les parties du corps humain les plus exposées à ces accidents sont celles qui par leur volume, leur situation et leurs fonctions sont les plus exposées au refroidissement, savoir : les pieds, les mains, les oreilles, le nez.

Pour bien comprendre les accidents directs locaux, il est utile de connaître tous les effets locaux du froid, même ceux légers, ne méritant pas le nom d'accidents.

A son degré le moins élevé de nocuité, le froid produit sur les parties périphériques du corps, des troubles légers et temporaires de leurs fonctions : fonctions de nutrition et fonctions de relation. La circulation sanguine est troublée : il se produit soit de la stase sanguine se traduisant par une couleur rouge plus ou moins violacée, soit au contraire de l'anémie par spasme des vaisseaux, anémie se manifestant par la pâleur des tissus. La sensibilité diminue et s'altère : les parties refroidies sont le siège d'une sensation de froid plus ou moins douloureuse. La force musculaire est amoindrie. Ce sont les troubles banals que tout le monde a éprouvés; c'est la vulgaire onglée.

A un degré d'intensité un peu plus élevé, le froid produit, outre les troubles ci-dessus, surtout si son action se répète, des lésions légères et superficielles : engelures, crevasses, phlyctènes. Nous ne nous occuperons pas de ces accidents bénins et bien connus. Nous nous bornerons à faire remarquer que dans leur développement se manifeste grandement le rôle de la constitution individuelle : n'a pas des engelures qui veut, par exemple.

Si l'action du froid augmente encore d'intensité, les fonctions de nutrition et de relation tendent à cesser. La circulation s'affaiblit de plus en plus et les parties refroidies tendent à prendre la couleur pâle de la congélation. Cependant, à cette période, se développe parfois une couleur d'un noir bleuâtre, différente de la couleur que produit d'ordinaire la stase sanguine. La motilité va en diminuant, de même que la sensibilité; mais, avant la disparition complète de cette dernière, la sensation de froid douloureux devient généralement violente et très pénible.

Puis les fonctions cessent complètement et enfin, si le froid augmente ou simplement se prolonge sans augmenter, des lésions se produisent.

A partir du moment où les fonctions cessent complètement, la congélation est réalisée. La congélation est un accident grave dont la description entre dans le cadre de notre travail.

Congélation.

Le mot de congélation a été employé dans des acceptions si diverses, qu'il est nécessaire de préciser le sens que nous lui attribuons. Ce mot a été employé par certains auteurs pour désigner indifféremment des accidents locaux directs et réactionnels. D'autres auteurs ont réservé ce mot pour désigner les accidents directs locaux graves; mais, parmi eux, certains ne l'ont employé que pour désigner les accidents-lésions, tandis que d'autres l'ont employé pour désigner à la fois les accidents-troubles fonctionnels et les accidents-lésions directs. C'est ce dernier sens que nous adopterons, conformément à l'étymologie ; le mot congélation signifiera donc dans ce travail : l'accident local grave produit par l'action unique et directe du froid, accident constitué d'abord par des troubles fonctionnels et, éventuellement, plus tard par des lésions.

La congélation telle que nous l'entendons est un accident qui n'est pas très fréquent.

Les troubles fonctionnels précèdent toujours les lésions dans la congélation.

Il convient de préciser les rapports qui peuvent exister entre ces deux phases de la congélation. Quand le froid est assez intense pour causer la congélation, il produit d'abord, et avant toute lésion des tissus, les troubles fonctionnels décrits plus loin. Si le froid augmente ou se prolonge, des lésions des tissus se développent, sans que, au moment où se produisent les lésions, un changement quelconque se manifeste dans les caractères objectifs ou subjectifs de la partie congelée. En d'autres termes, quand une partie du corps présente les symptômes des troubles fonctionnels de la congélation, il n'est pas possible de savoir si les troubles fonctionnels existent seuls ou si avec eux existent des lésions. Quand nous parlerons des troubles fonctionnels de la congélation, nous n'entendrons pas exclure la possibilité de la coexistence de lésions.

Habituellement la congélation est produite par un froid violent. Cependant, malgré son étymologie, la congélation paraît pouvoir être déterminée par une température supérieure à celle qui cause le gel ; elle pourrait être déterminée par une température supérieure à 0°. Valette rapporte que, « pendant le premier hiver de la campagne de Crimée, les congélations commencèrent à se montrer alors que le thermomètre était encore à 4° au-dessus de 0° » (1). — « En 1835 et 1837, au siège de Constantine, la macération des pieds dans les boues, même à la température de quelques degrés au-dessus de 0°, suffit pour produire des gelures sphacéliques (2). »

Le développement des congélations est d'ailleurs favorisé par un mauvais état de santé.

La description distincte des troubles fonctionnels et des lésions s'impose en ce qui concerne la congélation. La connaissance de l'accident-trouble fonctionnel permettra, par un traitement opportun, d'éviter peut-être et, dans tous les cas, de limiter l'accident-lésion.

TROUBLES FONCTIONNELS DE LA CONGÉLATION. — Les troubles fonctionnels de la congélation consistent en une cessation temporaire ou définitive de tous les phénomènes de la vie, de toutes les fonctions : fonctions de nutrition, fonctions de relation. La cessation de la vie sera temporaire, s'il n'y a pas de lésions, ou, s'il n'y a que des lésions curables; elle sera définitive s'il y a mortification des tissus.

Rappelons que la cessation de la vie est précédée très généralement d'une violente sensation de froid douloureux. Ce trouble est intéressant, car s'il n'est pas un signe de congélation, il est un signe d'imminence ou de danger de congélation.

La suppression des fonctions se traduit par les signes suivants.

L'arrêt de la circulation, qui provient du spasme des vaisseaux, se manifeste par la pâleur et le refroidissement des parties congelées.

L'abolition des fonctions nerveuses entraîne l'insensi-

---

(1) Manquat, *Traitement des accidents causés par le froid*, in *Traité de Thérapeutique*, de A. Robin, p. 216.
(2) Tédenat, *Des Gelures*, Thèse d'agrégation, 1880.

bilité et la paralysie motrice à laquelle contribue aussi la congélation des muscles.

Les effets de l'impotence motrice sont surtout frappants dans la congélation des mains, lesquelles ne peuvent saisir les objets; dans la congélation des pieds, ces effets sont moins marqués, parce que les mouvements du pied, essentiels pour la marche, sont produits par des muscles qui siègent dans la jambe, hors des parties congelées.

Mais, parmi les troubles précédents, il y en a deux qui sont plus significatifs et qui, à ce titre, sont indiqués comme les symptômes de la congélation : c'est l'insensibilité et la pâleur des parties congelées. Ces deux symptômes doivent être décrits avec quelques détails.

1° Insensibilité. Les parties congelées sont complètement insensibles. L'insensibilité porte non seulement sur la sensibilité aux impressions extérieures, mais encore sur la conscience des parties atteintes.

L'expression « conscience des parties atteintes » demande une explication.

La conscience d'une partie de notre corps consiste dans la perception que nous avons de la vie et d'autres phénomènes physiologiques de cette partie. Quand nous portons notre attention sur une partie de notre corps, nous en avons, même si cette partie est à l'état de repos, une sensation vague, mais réelle; quand certains phénomènes physiologiques s'y passent comme des contractions musculaires ou des mouvements articulaires, nous les sentons. Quand une partie du corps est congelée, on n'en a plus conscience.

Les parties congelées ont perdu la sensibilité aux impressions extérieures, c'est-à-dire provenant des objets extérieurs au corps. Elles ne sentent plus ni les contacts, ni la douleur, ni la chaleur ou le froid. Les pieds ne sentent plus le sol; les mains ne sentent plus ce qu'elles touchent. Il arrive toujours un moment où le sujet touche avec ses mains, quand celles-ci ne sont pas atteintes, les parties frappées de congélation; il est fortement impressionné en constatant que ces parties ne sentent pas le contact de la main.

Malgré cette insensibilité les parties congelées peuvent être le siège d'une douleur spontanée qui indique la persistance de la vie dans quelques filets nerveux profonds; cet état porte le nom d'insensibilité douloureuse. Cette insensibilité douloureuse ne persiste pas très longtemps.

2° Pâleur. Les parties congelées ont perdu leur couleur normale et sont complètement pâles, d'une couleur blanc jaunâtre, nuance de vieille cire. Cette couleur est due, comme il a été dit, à ce que, par suite du spasme des vaisseaux, les tissus sont privés de sang. Ce signe a surtout de l'intérêt pour les parties à découvert : les mains, le nez, les oreilles (1).

Les troubles fonctionnels de la congélation sont, a-t-on vu, le plus haut degré des troubles banals, peu intenses et sans danger qui se produisent fréquemment à la suite d'un froid un peu vif. Entre ces troubles, peu intenses et les troubles maximum, signes de la congélation et méritant le nom d'accidents, la gradation est insensible. Il pourra être difficile, dans un cas donné, de savoir si on se trouve en présence d'une congélation ou non. Pour que l'insensibilité et la pâleur soient des signes de congélation, il faut qu'elles soient bien accusées et qu'elles existent depuis un certain temps. En cas de doute, on prendra le parti le plus prudent et on admettra la congélation.

---

(1) Les parties congelées peuvent présenter des lésions superficielles *a frigore*, telles que les phlyctènes. Mais ces lésions ne font pas partie des signes de la congélation, n'en sont pas des effets.

Les troubles fonctionnels et même les lésions de la congélation peuvent se développer sans que le sujet s'en aperçoive. Les troubles de la sensibilité précédemment décrits, et notamment la sensation de froid douloureux, peuvent manquer, ou peut-être, plutôt, passer inaperçus pour le sujet. Le changement de couleur est constant, mais ne sera habituellement pas constaté par le sujet, si la congélation atteint soit les pieds, soit le nez, soit les oreilles.

L'absence ou la non-conscience des troubles de la sensibilité est surtout fréquente dans la congélation du nez et des oreilles. Pendant la retraite de Russie, les soldats ne sentaient pas toujours la congélation qui frappait leur nez et leurs oreilles. Aussi se surveillaient-ils mutuellement et, dès que le nez ou les oreilles d'un voisin prenaient la coloration vieille cire, ils les lui frictionnaient avec de la neige. Mais l'absence ou la non-conscience des troubles de sensibilité peut se produire aussi dans la congélation d'autres parties du corps. Nous avons observé personnellement un cas de congélation des deux pieds qui est survenue sans que le sujet s'en doutât; ce n'est que fortuitement que cet homme, un chasseur alpin, s'est aperçu qu'il avait les pieds gelés (1). Il faisait partie d'un détachement employé à retirer de la neige des alpinistes ensevelis par une avalanche. Il n'avait pas éprouvé, au préalable, la sensation de froid aux pieds, il ne s'était pas aperçu que ses pieds étaient insensibles. On peut admettre que la

---

(1) La raquette à neige d'un de ses pieds s'étant dérangée, il la défit pour la ratacher. Ce faisant, il s'aperçut que le cuir de son soulier était gelé, c'est-à-dire raidi par la congélation de l'eau qui l'avait imprégné. L'idée lui vint alors que son pied pouvait être gelé aussi. Il enleva son soulier et constata, en effet, que le pied était complètement pâle et insensible. Il déchaussa alors l'autre pied, et le trouva dans le même état. On le traita immédiatement, mais des lésions des orteils existaient déjà.

vive impression produite par les circonstances drama-
tiques et par la découverte de cadavres, a absorbé toute
son attention, et que les troubles de la sensibilité sont
ainsi restés inconscients. Ajoutons que cet homme avait
un système nerveux peu affiné.

Cette notion de la possibilité de congélations sans
que le sujet s'en aperçoive, est importante pour leur
prophylaxie.

LÉSIONS DE LA CONGÉLATION. — Ces lésions sont constituées par l'altération des tissus, causée par la congélation.

La pathogénie de ces lésions paraît être de deux sortes.
Tantôt elles seraient consécutives à une longue privation du
sang. Quand la privation du sang, liquide nourricier, se prolonge un temps suffisant par suite soit du spasme des vaisseaux, soit de thrombose, les éléments des tissus, rendus sans
doute plus vulnérables par le froid, s'altèrent. Les altérations proviennent probablement de l'inanition et de l'asphyxie des éléments. Ce mécanisme serait le plus fréquent.
Tantôt les lésions seraient dues à l'action directe du froid,
qui agirait sur les tissus à la façon d'un traumatisme.
Nous serons bref sur l'anatomie pathologique, dont la
description détaillée n'entre pas dans le cadre de ce livre. La
confusion entre les deux sortes étio-pathogéniques des froidures a été faite pour les lésions comme pour les symptômes ;
les lésions directes et les lésions réactionnelles sont généralement décrites pêle-mêle. En colligeant les lésions directes
décrites par les auteurs, on voit que les seules lésions bien
connues de ce genre, sont celles des tissus nobles : muscles,
nerfs, sang. Les muscles ont leurs fibrilles dissociées à des
degrés divers en leurs disques de Bowman. Dans les nerfs,
la myéline se fragmente en boules et ne forme plus une gaine
continue autour du cylindre-axe. Le sang se coagule et est
parfois congelé dans les vaisseaux, mais c'est assez rare; beaucoup plus fréquemment les hématies se déforment.

La gravité des lésions est variable : tantôt elle est
curable à des degrés divers; tantôt elle est assez intense
pour produire la mort définitive des tissus.

La profondeur des lésions dans les couches des tissus

est également variable suivant le cas; elle varie entre un minimum dans lequel les couches superficielles sont seules atteintes, et un maximum dans lequel toute l'épaisseur est frappée, y compris l'os, le cas échéant.

On a vu que, dans la congélation, les troubles purement fonctionnels précèdent les lésions et que, lorsque les lésions se développent, il ne survient aucun changement appréciable dans les caractères de la partie congelée. Donc, tant qu'une partie congelée reste exposée au froid causal, tant que, par conséquent, elle présente des troubles fonctionnels, il n'est pas possible de savoir s'il existe ou non des lésions. C'est seulement après qu'une partie congelée a été mise dans des conditions convenables au rétablissement de la vie qu'on peut se prononcer sur l'existence des lésions. Si, malgré ces conditions favorables, la vie ne se rétablit pas ou se rétablit mal, c'est que les tissus sont lésés.

Quelles sont les conditions qui permettent le retour de la vie? Il est une condition indispensable et suffisante si elle est assez prononcée : la suppression du froid causal et l'exposition de·la partie congelée à une température assez douce. Certains soins facilitent aussi le retour à la vie : les frictions, par exemple.

Pour comprendre comment se révèlent les lésions directes congélatives, il est nécessaire de voir comment se fait le retour à la vie quand les parties congelées n'ont pas été tuées.

Quand une partie a été congelée, mais non tuée par le froid, et qu'elle est mise dans des conditions permettant le retour à la vie, celui-ci se fait toujours avec réaction. La réaction, qui joue un rôle si considérable dans les froidures, sera décrite en détail plus loin. Nous nous bornerons à en dire ici ce qui est nécessaire pour comprendre comment se révèlent les lésions. Nous admettons d'ailleurs que la réaction reste modérée et qu'elle ne produit pas elle-même des lésions.

La réaction consiste essentiellement, après la congélation, en un retour impétueux de la vie dans les parties où elle a été suspendue par le froid. La fonction qui se rétablit en premier lieu est la circulation sanguine. Même l'irrigation sanguine ne tarde pas à dépasser la normale et il se produit de la congestion active, laquelle est le phénomène le plus saillant de la réaction. Parallèlement au retour de la circulation, s'établissent d'autres nouveaux caractères. La chaleur réapparaît et atteint même un degré supérieur à la normale; la pâleur est remplacée par la couleur habituelle et plus tard même par de la rougeur. Enfin, au moment où la congestion réactionnelle modérée atteint son maximum, survient de la douleur et de la tuméfaction. Les fonctions de relation : sensibilité, motilité, se rétablissent moins vite; leur retour plus ou moins complet a généralement lieu pendant la réaction, mais ce n'est pas constant.

Quand les tissus ont été tués par le froid, ils ne peuvent évidemment pas devenir le siège d'une réaction. Mais une réaction se développe toujours dans la zone contiguë aux tissus morts, zone où existent des lésions de gravité variable. Habituellement, les parties mortifiées, étant peu étendues, sont réchauffées et infiltrées de sérosité par la congestion réactionnelle des parties attenantes. Ce n'est que quand la congélation mortifiante frappe un grand segment de membre que les parties privées de vie ne se réchauffent ni ne s'infiltrent; en pareil cas, il peut même arriver que les parties congelées restent plus sèches que les tissus normaux, mais c'est assez rare.

Le retour à la vie, quand la congélation n'est pas mortifiante, se fait avec des particularités différentes, suivant qu'il existe ou non des lésions et suivant la gravité des lésions.

Le rétablissement des fonctions présente un certain nombre de ces particularités indicatrices. Nous allons les énumérer successivement.

Les fonctions se rétablissent complètement pendant la réaction. On doit en conclure que la congélation n'a pas produit de lésions.

Les fonctions sont rétablies, mais incomplètement; la chaleur a été vive, mais la sensibilité et, le cas échéant, la motilité sont imparfaites. En pareil cas, il existe des lésions, mais curables à des degrés divers.

La chaleur seule a réapparu, la sensibilité et la motilité n'ont pas réapparu. Dans ce cas, il existe des lésions, mais sans qu'on puisse savoir, immédiatement après la réaction, si elles ont été mortifiantes ou non. En effet, d'une part la chaleur a pu réapparaître dans les parties mortes, par le mécanisme ci-dessus indiqué du réchauffement par voisinage. D'autre part le fait que les fonctions de relation (motilité et sensibilité) n'ont pas réapparu pendant la réaction, ne prouve pas que les parties soient mortes; ces fonctions peuvent, en effet, revenir un peu plus tard. Ce n'est qu'au bout d'un certain temps qu'on pourra se prononcer; si alors, mal-gré des soins appropriés, ces fonctions ne réapparais-sent pas, c'est que la mort est définitive.

Enfin une dernière éventualité consiste en ce que la chaleur même ne réapparaît pas. Alors la mortification des tissus restés froids est certaine.

L'aspect extérieur des parties qui viennent de subir la réaction présente aussi des particularités indicatrices au sujet des lésions.

Les parties sont modérément rouges et peu ou pas tuméfiées. Cet aspect indique l'absence de lésions ou du moins de lésions sérieuses.

La tuméfaction est prononcée, la rougeur est accusée et se nuance d'une teinte noirâtre qui peut devenir prédominante; la peau est parsemée de phlyctènes noires remplies de sérosité sanguinolente. Un pareil aspect indique l'existence de lésions, dont l'importance sera en général d'autant plus grande que la couleur noirâtre et la tuméfaction sont plus prononcées et les phlyctènes plus nombreuses. Cependant il n'y a pas un parallélisme exact entre l'aspect et la gravité des lésions.

Certaines parties congelées ne sont devenues ni rouges, ni tuméfiées, elles n'ont pas eu de réaction, elles ont pris une couleur brun livide. Les tissus sont frappés de mort.

En résumé, si nous réunissons les indications touchant les lésions directes de la congélation, fournies par le rétablissement des fonctions et par l'aspect extérieur immédiatement après la réaction, on peut établir schématiquement les types suivants.

Fonctions complètement récupérées, rougeur et tuméfaction peu prononcées, absence de phlyctènes : pas ou très peu de lésions.

Fonctions nerveuses incomplètement récupérées, tuméfaction assez prononcée, rougeur assez accusée et légèrement nuancée de noir, phlyctènes noires peu nombreuses : lésions assez graves, mais n'ayant pas produit la mort des tissus.

Fonctions nerveuses non récupérées, tuméfaction prononcée, couleur rouge noirâtre ou noire, phlyctènes nombreuses : lésions graves, peut-être mortifiantes, sans qu'il soit possible de se prononcer sur la mortification.

Chaleur non réapparue, couleur brun livide : lésions sûrement mortifiantes.

Il ne faudra pas prendre pour un retour de la vie l'existence de certaines fonctions passives, telles que des mouvements articulaires produits par des muscles situés à distance.

Dans les premières heures qui suivent la réaction, si les lésions ne sont pas mortifiantes, et si le retour des fonctions n'a pas été complet immédiatement, les fonctions continuent à se rétablir graduellement. Le rétablissement des fonctions se fait avec une lenteur proportionnelle à la gravité des lésions. C'est la sensibilité qui revient en premier lieu; cette fonction peut être considérée ici comme le thermomètre de la vie, l'intensité de la vie étant proportionnelle à la finesse de la sensibilité. La sensibilité est toujours obtuse au moment de sa réapparition, laquelle se fait de proche en proche en partant des parties saines. Dans une observation personnelle, la sensibilité ne s'est montrée, dans certains points d'une partie congelée, qu'au bout de douze heures environ après la fin de la réaction.

Si les lésions sont mortelles, les parties restent définitivement privées de sensibilité et de toutes les autres fonctions.

Ultérieurement l'évolution des lésions est la suivante.

Quand les lésions sont curables, la sensibilité et les autres fonctions se perfectionnent graduellement avec une lenteur proportionnelle à la gravité des lésions. Les phlyctènes se dessèchent. La couleur rouge noirâtre fait place à une couleur noirâtre plus ou moins foncée, par suite de la disparition de la nuance rouge. La couche cornée de l'épiderme s'épaissit et, au bout d'un certain temps, deux semaines environ, se détache par grandes lames épaisses renfermant le pigment qui colorait en noir la peau. La guérison complète est loin d'être la règle. Des névrites tenaces persistent souvent, qui sont susceptibles de produire une gêne fonctionnelle dont le degré peut être considérable, soit par suite

de douleurs violentes, soit par suite de troubles trophi-
ques.

Dans les cas de lésions mortifiantes, les parties atteintes se gangrènent. La gangrène est soit humide, soit
sèche. Dans la gangrène humide, la plus fréquente, les
parties molles deviennent noirâtres, plus infiltrées de
liquides que les parties vivantes et par conséquent tuméfiées.

Dans la gangrène sèche, les parties molles sont plus
sèches et plus racornies que les parties vivantes. Cette
forme succède aux lésions sèches ; elle est d'ailleurs
rare.

A la limite des parties vivantes et des parties gangrenées se forme un sillon suppuratif d'élimination,
qui se creuse peu à peu. En l'absence d'une intervention chirurgicale, ce sillon amène la séparation du vif
d'avec le mort, en ce qui concerne les parties molles,
mais non les os.

La gangrène par congélation peut déterminer indirectement la mort par plusieurs mécanismes. La mort
peut être la conséquence de la suppuration des sillons
d'élimination. Ce sillon peut être la porte d'entrée d'une
infection mortelle. D'autres fois, par suite de la multi-
plicité ou de l'étendue de ces sillons, la suppuration
étant très abondante, le malade ne peut pas faire les
frais de cette suppuration et meurt d'épuisement. La
mort peut aussi survenir indépendamment de la suppuration; on l'explique soit par des embolies (thrombus
ou détritus gangreneux détaché des parties gangrenées,
et allant obstruer les capillaires pulmonaires), soit par
une intoxication produite par la résorption de substances toxiques au niveau des parties gangrenées.

Accidents directs généraux.

Les accidents directs généraux consistent dans les troubles fonctionnels et les lésions produits par l'action unique et directe du froid sur les viscères internes indispensables à la vie générale du corps : les centres nerveux, l'appareil respiratoire et l'appareil circulatoire. Ici le rôle des lésions est peu important; en effet, habituellement les troubles purement fonctionnels compromettent ou même abolissent la vie générale avant que les lésions aient eu le temps de se développer en quantité notable. Il n'y a à s'occuper que des accidents-troubles fonctionnels. Quelle que soit leur origine, altération fonctionnelle ou altération organique, ces accidents directs généraux se réduisent aux troubles fonctionnels suivants : troubles de l'action stimulante et directrice de la vie par le système nerveux, troubles de la respiration, troubles de la circulation.

La pathogénie et surtout les symptômes des accidents directs généraux présentent des variétés assez nombreuses, beaucoup plus nombreuses que pour les accidents directs locaux.

Une impression de froid violente et subite peut produire une mort instantanée. Cela arrive par exemple quand un homme tombe dans une eau très froide. En pareil cas, le temps d'action du froid a été si court qu'il est difficile que des modifications de la température intérieure du corps et des lésions aient eu le temps de se développer. La mort est due vraisemblablement à une sidération nerveuse, c'est-à-dire à un arrêt brusque des fonctions du système nerveux : c'est une sorte de syncope.

Mais quand les accidents généraux succèdent à une longue exposition au froid, ce qui est le cas habituel, il existe un abaissement de la température intérieure du corps et des troubles de la circulation des viscères importants, sinon de vraies lésions. Il existe de la congestion ou de l'anémie du cerveau, et de la congestion ou de la stase des poumons. Les troubles de la circulation pulmonaire non seulement gênent la respiration, mais encore peuvent entraver les fonctions du cœur : si l'engorgement sanguin pulmonaire est assez prononcé, la petite circulation sera entravée et le cœur droit pourra être forcé.

L'abaissement thermique du corps et les troubles de circulation des viscères se combinent diversement pour donner lieu à des troubles variables, dans le cas de longue exposition au froid.

La mort subite peut frapper des personnes exposées depuis un long temps à un froid violent. En pareil cas, la mort s'accompagne assez souvent des troubles suivants. Le sujet est pris tout à coup, pendant la marche par exemple, de contractures qui se généralisent très rapidement; il tombe, a quelques convulsions et expire. (Desgenettes.)

Mais, habituellement, la mort est moins brusque. Elle succède à des troubles qui, d'ordinaire, se développent graduellement dans l'ordre ci-après. Il se produit d'abord de la dépression nerveuse se traduisant par les signes suivants : lassitude générale très marquée, disproportionnée avec le travail effectué; sentiment de faiblesse musculaire considérable, notamment dans les jambes, qui se dérobent; démarche chancelante et titubante; forte envie de dormir; diminution ou abolition de la vue; affaiblissement considérable de l'énergie morale.

Il résulte de cet état que le sujet veut s'arrêter pour se reposer et dormir. Si ses compagnons s'y opposent, il les supplie de le laisser s'arrêter.

Ces troubles sont plus ou moins prononcés suivant les cas : suivant l'intensité du froid et suivant les particularités individuelles de la constitution des sujets.

Si l'action du froid se prolonge ou devient plus intense, la respiration et la circulation s'affaiblissent : les mouvements respiratoires sont moins amples, les battements du cœur sont moins forts.

A un degré de froid encore plus fort, le sujet tombe, perd la connaissance et le sentiment d'une manière plus ou moins complète. Puis la respiration et la circulation s'arrêtent. C'est l'état parfois désigné sous le nom d'asphyxie par le froid. Enfin la mort survient.

Les refroidis peuvent rester un temps assez long, avant' que la mort survienne. Les auteurs citent des faits d'après lesquels des individus demeurés quatre, six et même huit jours enfouis dans la neige auraient été relevés vivants (1).

Mais, même quand la perte de connaissance est complète, même quand la respiration et la circulation sont suspendues, la mort ne survient pas fatalement sur-le-champ, surtout si les sujets sont ensevelis dans la neige, laquelle les protège dans une certaine mesure contre le refroidissement. « L'hiver de l'an X, vingt prisonniers autrichiens furent perdus vingt-six heures dans les neiges du Mont-Cenis et retrouvés sans vie apparente. On les frotta avec de la neige, puis avec des linges trempés dans de l'eau froide, et ils guérirent rapidement (2).»

Dans un travail récent, M. le médecin-major Ferrier émet l'opinion que la survie prolongée, dans l'enfouissement sous la neige, s'explique par les causes suivantes :

---

(1) Reclus et Duplay, *Traité de Chirurgie*, t. 1.
(2) Forgue et Reclus, *Thérapeutique chirurgicale*, t. I.

1° Conservation de la perméabilité des voies respiratoires;

2° Ralentissement des processus vitaux, les sujets enfouis étant dans un état analogue à celui des animaux hibernants;

3° Présence d'une certaine quantité d'air dans la neige et perméabilité partielle de la neige à l'air (1).

____

(1) *Des accidents qui résultent de l'enfouissement sous la neige.* (*Arch. génér. de médecine,* août 1902.)

CHAPITRE II

PROPHYLAXIE DES ACCIDENTS DIRECTS

Les accidents directs étant dus à l'action du froid sur le corps, on les évitera dans la mesure du possible, en protégeant le corps contre l'atteinte du froid extérieur, et en mettant les tissus du corps dans les meilleures conditions possibles de résistance au froid.

Nous étudierons donc successivement :

1° Les moyens de protéger le corps contre le froid;

2° Les moyens d'augmenter sa résistance au froid.

Protection du corps contre le froid.

Le corps humain, quand il se trouve dans un milieu plus froid que lui, subit, en vertu des lois physiques, une déperdition de chaleur qui tend à le mettre en équilibre de température avec ce milieu. Tant que la différence de température n'est pas considérable, il réussit à maintenir sa température normale, grâce à son appareil de régulation thermique : à l'augmentation de la perte de sa chaleur animale, il remédie par une augmentation de la production de cette chaleur. Mais, quand la différence de température est très grande, il arrive un moment où il ne peut plus produire autant de chaleur animale qu'il en perd, et il se refroidit.

On préviendra donc un refroidissement dangereux du corps humain, d'abord en évitant, dans la mesure convenable, de l'exposer à un froid trop intense, ensuite en atténuant par des moyens appropriés, la perte de la chaleur animale.

Les effets nocifs du froid sont particulièrement à redouter dans certaines circonstances atmosphériques : le vent, l'humidité de l'air, le ciel sans nuage.

Le vent agit de deux manières. Il met en contact avec la peau une plus grande quantité d'air froid en un temps donné. Il augmente l'évaporation qui se produit toujours à la surface de la peau, même sans sueur apparente.

Dans les cas d'humidité de l'air, l'eau qui est dans l'air, sous forme de vapeur ou de brouillard, absorbe une forte quantité de la chaleur animale du corps, pour se vaporiser si elle est à l'état de brouillard, pour se dilater si elle est à l'état de vapeur.

Par les temps clairs, le rayonnement terrestre est plus intense. Les nuits claires d'hiver qui suivent les batailles, causent des désastres parmi les blessés qui sont restés sur le terrain. Quand le ciel est couvert de nuages, ceux-ci réfléchissent une partie de la chaleur rayonnée par la terre dont le refroidissement est ainsi moindre.

Le contact prolongé de la neige fondante est dangereux. Quoique le thermomètre ne descende pas au-dessous de 0°, la neige emprunte au corps une grande quantité de chaleur pour fondre, chaleur qui reste à l'état latent.

Dans les circonstances précédentes, la prophylaxie devra être appliquée avec un soin particulier.

Examinons successivement chacun des deux ordres de moyens de protection, savoir :

1° Réduction de l'exposition au froid;

2° Réduction de la déperdition de la chaleur animale du corps.

RÉDUCTION DE L'EXPOSITION AU FROID. — Les moyens

de réaliser cette réduction sont de deux sortes : choix judicieux de l'époque à laquelle sera affronté le froid; limitation de la durée de l'exposition au froid.

On choisira des époques convenables pour les services militaires et les sports exposant à un froid dangereux, de façon à ne pas avoir à affronter des intempéries trop violentes.

Dans le milieu militaire, les programmes et les tableaux de service de ces exercices ne devront pas fixer à l'avance, d'une manière trop précise, les dates auxquelles manœuvres ou services devront être exécutés. Si, en été, on peut toujours marcher, même quand il fait très mauvais temps, il est loin d'en être de même en hiver, surtout dans la haute montagne. Vouloir, dans ces conditions, s'obstiner à faire, quel que soit le temps, certains services ou certaines marches, à une date arrêtée d'avance, serait courir au-devant de désastres (1).

Dans les factions, les sentinelles devront marcher continuellement et être changées fréquemment.

Dans les marches militaires, on prendra les précautions suivantes.

Les hommes, s'ils marchent sur plusieurs rangs, serreront les rangs, à l'inverse de ce qui se fait par la chaleur.

Les conditions des haltes devront être l'objet d'une sérieuse attention. Elles ne devront pas être faites mécaniquement, à intervalles toujours réguliers; il faudra, autant que possible, les faire dans les endroits abrités. Elles ne devront pas être longues, — des haltes longues exposent les hommes à des maladies par refroidisse-

---

(1) D'ailleurs, l'instruction ministérielle du 20 mars 1895, sur l'hygiène des corps de troupe, prescrit à tous les chefs de colonne ou de détachement de faire acte d'initiative pour sauvegarder la santé des troupes sous leurs ordres, si des circonstances imprévues motivent des modifications aux ordres reçus.

ment; — elles devront donc être courtes, mais fréquentes, de façon à avoir un total suffisant de repos. Si la fatigue est grande, comme dans les marches dans la neige, on pourra faire, tous les quarts d'heure, des haltes de deux ou trois minutes. Les hommes seront invités à garder leur sac pendant les haltes si le froid est très vif : le dos sous le sac est habituellement moite de sueur, et est rapidement, dans ces conditions, le siège d'un refroidissement pénible et dangereux. Sauf nécessité, pour manger par exemple, des haltes de dix minutes sont trop longues pour peu que le froid soit fort. En cas de neige, faire remplacer fréquemment les hommes qui sont en tête, et qui font la trace dans la neige.

RÉDUCTION DE LA DÉPERDITION DE CHALEUR ANIMALE. — Les principales causes de déperdition de chaleur animale dans un milieu froid sont, pour le corps humain, le rayonnement, le contact des circumfusa froids (air, eau, neige), et l'évaporation de la sueur à la surface du corps. Toutes ces causes de refroidissement doivent, d'après les lois physiques, agir sur les diverses parties du corps avec une intensité d'autant plus grande que la masse de ces parties est moindre et que leur surface est plus grande par rapport à leur masse. L'expérience vérifie la théorie en montrant que les accidents frappent le plus souvent les parties du corps saillantes et de petit volume, savoir : les pieds, les mains, le nez, les oreilles. Ces parties sont d'ailleurs normalement plus froides que les parties centrales du corps, la température normale du corps allant en diminuant du centre à la périphérie.

L'atténuation de l'action des causes naturelles de refroidissement énumérées plus haut, sera obtenue par des précautions convenables dans la chaussure, l'habillement et le logement, et par le graissage des parties plus exposées aux froidures.

Chaussures. — Les pieds sont les parties du corps le plus souvent atteintes de congélation. Cette vulnérabilité est due à leur éloignement du cœur, à leur faible volume, et surtout à leur contact parfois intime et prolongé avec des corps froids : le sol, la neige, la glace, l'eau froide. La température du gel n'est pas nécessaire pour produire leur congélation; le contact prolongé d'une eau froide qui a une température voisine de 0°, peut suffire, ainsi qu'on l'a vu dans la description de la congélation.

La vulnérabilité des pieds au froid exige donc qu'on donne un soin tout particulier à la chaussure.

Les pieds devront être vêtus de chaussettes en laine soit ordinaires, soit russes. Pour les chaussettes russes, la meilleure étoffe sera une étoffe de laine souple et mince, par exemple de la vieille flanelle. Dans les corps de troupe alpins, les vieilles bandes molletières pourront être utilisées. Les chaussettes seront très utilement graissées s'il y a à craindre que les chaussures ne soient traversées et ne restent longtemps imbibées par de l'eau très froide, celle par exemple provenant de la fonte de la neige. Ce graissage s'opposera à l'imbibition des chaussettes par l'eau.

Les souliers devront atténuer le refroidissement par rayonnement, être aussi imperméables que possible à l'eau et ne pas gêner la circulation. Pour protéger contre le rayonnement, ils devront avoir des empeignes doubles et des semelles épaisses. L'imperméabilité à l'eau, ou plutôt la diminution de la perméabilité (car l'imperméabilité absolue est très difficilement réalisable), sera obtenue par un graissage soigneux et suffisamment répété. La gêne de la circulation favorise beaucoup la production des froidures. Il est de notion courante que, lorsqu'une chaussure serre fortement une partie du pied, c'est sur cette partie serrée que se développent de préférence les froidures. Pour que les chaussures ne gênent pas la circulation du sang, elles devront être larges et souples. La largeur sera obtenue par l'adoption de pointures amples et par une coupe rationnelle. La souplesse du cuir sera entretenue par les moyens suivants. Quand les chaussures auront été mouillées, on évitera de les faire sécher à une chaleur forte : feu ou soleil vif. Une dessiccation rapide et trop forte rend le cuir rigide et détermine la formation de plis qui gênent le pied, même quand la chaussure est large. Pour éviter ces plis, qui se produisent parfois même en cas de séchage lent, il est bon de remplir les chaussures, pendant leur séchage, avec du grain ou du fourrage, etc. Après le séchage, les chaussures seront graissées.

Le graissage de la chaussure est un soin assez important, qui remplit, comme on le voit, plusieurs buts. Il devra être pratiqué tous les soirs à l'arrivée au gîte et après nettoyage préalable. La quantité de corps gras employée sera copieuse. Sa pénétration dans le cuir sera assurée, en cas de besoin, par un chauffage doux. Le choix du corps gras ne serait pas indifférent. D'après les observations de M. le médecin-major Berthier, la suintine ou suint donnerait des résultats supérieurs pour l'entretien et surtout l'imperméabilisation du cuir (1).

Dans les cas de marche ou de stationnement de longue durée dans la neige, si le froid est intense, les brodequins seuls protègent souvent insuffisamment les pieds. En pareil cas il y aura donc lieu de protéger les brodequins du contact de la neige en les recouvrant d'une en-

---

(1) La suintine n'est autre chose que le suint qui imprègne la laine des moutons. Elle a une composition complexe. On la trouve dans les établissements de tissage et de peignage de laine, laquelle doit, avant d'être travaillée, être débarrassée de son suint. (Berthier, *L'Utilisation du suint en hygiène militaire* — *Archives de Médecine et de Pharmacie militaires*, 1898, tome **XXXII**.)

veloppe. Cette enveloppe devra diminuer dans la mesure du possible des deux causes principales de refroidissement des pieds : le rayonnement prononcé qui se produit au contact de la neige et l'humectation des souliers et des pieds par l'eau de fusion.

Le moyen d'enveloppement le plus efficace actuellement connu, est le soulier à neige. Le soulier à neige (1) est une très large chaussure à semelle de cuir garnie de gros clous, et à empeigne de drap renforcée de cuir, qui se met par-dessus les brodequins. L'efficacité de ce moyen de protection est bien établie dans les corps alpins. Sous le soulier à neige, le brodequin reste suffisamment sec et le pied se maintient chaud. Personnellement nous avons fréquemment porté le soulier à neige, et nous avons toujours constaté ces effets. Dans plusieurs circonstances où des froidures se sont produites, nous avons personnellement observé que les hommes munis de souliers à neige sont toujours restés indemnes. Malheureusement le prix de ces souliers à neige est relativement élevé (2). Mais leur efficacité est telle que la question de la dépense ne doit pas empêcher leur adoption. Dans les corps alpins, les vieux bérets pourront, faute de mieux, être employés à envelopper les brodequins; mais ils ont l'inconvénient de glisser trop facilement sur la glace vive. Quelle que soit l'enveloppe adoptée pour les brodequins, il y aura lieu de la graisser pour augmenter son imperméabilité.

---

(1) Le soulier à neige est appelé quelquefois *snow-boot*, mot anglais qui signifie littéralement « soulier à neige »; il est appelé aussi parfois gant de pied.

(2) Au 22° bataillon alpin de chasseurs à pied, la paire de souliers à neige revient à 6 fr. 50 aux compagnies quand celles-ci fournissent le drap, lequel est pris dans des manteaux hors service. Le travail de cordonnerie est fait par le cordonnier du bataillon. Le prix d'une paire faite avec du drap neuf est de 13 à 14 francs.

L'enveloppement des brodequins sera indiqué en hiver dans les circonstances suivantes : marches de longue durée dans la neige, stationnement prolongé, les pieds dans la neige. Quand à ces circonstances s'ajouteront un froid intense et de la fatigue marquée, l'enveloppement des brodequins sera de rigueur.

Les raquettes à neige, destinées surtout à diminuer l'enfoncement des pieds dans la neige, sont, dans une certaine mesure, des moyens de protection des pieds contre le froid, puiqu'elles diminuent leur contact avec la neige. Elles consistent en cercles de bois de $0^m,20$ à $0^m,30$ de diamètre, dans l'intérieur desquels est tendu un treillis de corde. Elles se fixent sous les brodequins. Les pieds, ayant ainsi une plus large surface de sustentation, s'enfoncent moins dans la neige. Si l'on n'y prend garde, les liens d'attache des raquettes peuvent, au bout de quelque temps de marche dans la neige, serrer les pieds et gêner la circulation, en diminuant de longueur par suite de leur imbibition par l'eau. A ce point de vue, les courroies offrent, comme moyen d'attache, moins de danger que les cordes et devront être préférées.

Habillement. — Les vêtements devront protéger le corps contre le rayonnement, contre l'évaporation brusque de la sueur à la surface du corps, contre le contact de l'eau et de l'air froids et de la neige, et contre tous les agents atmosphériques en général.

Pour obvier au rayonnement, qui est une cause puissante de refroidissement dans un milieu très froid, les vêtements devront remplir les conditions suivantes. Ils seront épais et devront emprisonner dans leur épaisseur, la plus grande quantité d'air possible, l'air étant mauvais conducteur de la chaleur. Les vêtements de laine sont ceux qui emprisonnent le plus d'air dans leurs mailles et qui, par suite, protègent le plus efficacement contre le rayonnement. A épaisseur et à qualité égales, deux vêtements superposés protègent mieux qu'un seul, parce qu'ils emprisonnent entre eux une couche d'air.

On s'opposera à la pénétration de l'air froid sous les habits, en adoptant des habits bien fermés, et notamment bien serrés au cou et aux poignets, au niveau desquels l'air entre facilement. Des poignets en tricot de laine, appliquant les vêtements sur l'extrémité inférieure des avant-bras seront très efficaces.

Les parties du corps habituellement à découvert, les mains et la tête, seront vêtues si elles sont en danger; elles seront vêtues avec d'autant plus de soin qu'elles sont fréquemment le siège de froidures.

Les mains seront recouvertes de gants, alors même que le froid ne sera pas très vif. Les gants tout en laine seront préférables aux gants en peau fourrée. Ces derniers, quand ils ont été mouillés, sèchent plus difficilement et se rétrécissent en séchant. La forme de gants qui maintient le mieux la chaleur est la forme mouffle, dans laquelle les gants n'ont que deux loges pour les doigts : une petite pour le pouce, et une grande pour les quatre derniers doigts.

La tête n'aura besoin d'être recouverte que par un froid très vif. On la vêtira, soit avec un passe-montagne, soit avec un cache-nez (1). Si ces vêtements font défaut, on pourra, dans les corps alpins, les remplacer, jusqu'à un certain point, en enfonçant le béret sur les oreilles et en relevant le col de la vareuse.

Le refroidissement par contact de l'eau froide, pluie ou neige fondue, et ayant traversé les habits, pourrait

---

(1) Dans l'armée russe, la tête est protégée du froid par le bachelick, sorte de capuchon terminé de chaque côté par deux longues bandes de drap qui peuvent servir à entourer le cou en cas de besoin. Le bachelick pourrait être essayé dans les corps de troupe alpins.

être évité, dans une grande mesure au moins, par l'emploi de vêtements imperméables à l'eau. Les vêtements imperméabilisés par une couche de caoutchouc sont évidemment à rejeter, du moins pour marcher fortement à pied. Ces vêtements sont imperméables non seulement à l'eau, mais encore à l'air et à la vapeur d'eau, et empêchent l'évaporation de la sueur. Tous ceux qui ont marché fortement avec des vêtements caoutchoutés connaissent le bain de vapeur intolérable dans lequel reste le corps. Mais il existe des vêtements imperméables à l'eau et en même temps perméables aux gaz, et qui, par conséquent, empêchent de se mouiller tout en permettant l'évaporation de la sueur. La perméabilité aux gaz est à la vérité un peu diminuée, mais elle reste suffisante. Cette imperméabilisation à l'eau est obtenue en imprégnant les étoffes de certaines substances hydrofuges : suint, lanoline, paraffine, sels de fer, sels d'alumine. Un essai d'application à la troupe a été fait par le médecin-major Berthier (1), qui a conclu à l'efficacité du moyen. Les substances hydrofuges employées étaient la lanoline et le suint. Il nous paraît regrettable que ces essais n'aient pas été étendus.

Les officiers et les sportifs auront avantage à utiliser ces vêtements.

On trouve facilement ces vêtements neufs dans le commerce. Mais, en outre, il existe des maisons qui imperméabilisent les vêtements de drap quelconques neufs ou usagés.

Pour combattre le refroidissement par l'évaporation de la sueur à la surface de la peau ou sur le linge, on adoptera pour les vêtements de dessous, chemises surtout, les étoffes qui absorbent le plus la sueur avant de donner la sensation de froid. Ce sont encore les vête-

---

(1) *Loc. cit.*

Froidures graves.

ments de laine qui remplissent le mieux ces conditions. La laine est la matière textile qui absorbe la plus grande quantité d'eau à l'état latent, c'est-à-dire sans donner au toucher l'impression d'humidité froide.

Le vent nuit parfois par sa force mécanique, soit qu'il projette la neige dans les yeux, soit qu'il gêne la respiration. On amortira le choc du vent sur la bouche et les narines, en tenant devant ces orifices, une étoffe quelconque, un mouchoir, par exemple. On protègera les yeux en portant des lunettes.

Les lunettes à employer par les temps froids, et même en été pour les courses sur glaciers, doivent remplir certaines conditions. Certains types du commerce, très répandus, sont inutilisables parce que la sueur forme sur leurs verres une buée qui en abolit la transparence, empêche d'y voir et oblige à les enlever. Cette buée se forme surtout dans les lunettes dont les verres sont très rapprochés du visage, et dont la monture enchâssant les verres, est pleine et empêche l'échappement de la vapeur d'eau provenant de la sueur. Cette vapeur d'eau, ne pouvant s'échapper, se condense sur les verres relativement froids. Il faut des lunettes telles que les verres soient assez éloignés du visage et que l'air puisse circuler entre les verres et la figure, de façon à entraîner la vapeur d'eau. Un bon type est celui dans lequel les verres sont enchâssés à la petite extrémité d'un court tube tronconique en treillis de fil métallique. Le verre est assez éloigné de la figure et l'air peut circuler entre la figure et le verre à travers les mailles du treillis.

La monture et les branches métalliques des lunettes pourront, par des froids violents, produire une sensation pénible et même des lésions sur les parties de la figure et des oreilles qui sont en contact avec elles. Les parties métalliques devront donc être, en pareil cas, recouvertes d'étoffe aux points de contact avec la tête. On pourra encore se servir de lunettes dans lesquelles les parties métalliques soient réduites au minimum, les branches étant remplacées par un élastique entourant le derrière de la tête, et la partie reposant sur le nez étant constituée par du cuir ou de l'étoffe.

Les verres des lunettes devront être colorés pour protéger les yeux contre l'action soit de la lumière directe, soit surtout de la lumière réverbérée sur la neige. Dans la haute montagne, la lumière, surtout celle réverbérée par la neige, peut déterminer sur certains téguments irritables, surtout chez les blonds, une irritation de la conjonctive pouvant aller jusqu'à l'inflammation.

En résumé, un bon type de lunettes contre les effets du froid et de la lumière, sont celles ayant la construction suivante : verres colorés enchâssés à la petite extrémité d'un court tube tronconique en treillis de fil métallique; bords de la base du tube recouverts d'étoffe ou de cuir; partie reposant sur le nez, en étoffe, ou mieux en cuir; comme moyen de fixation, élastique passant derrière la tête.

On pourra trouver longue cette description des lunettes. C'est que les lunettes peuvent prévenir de sérieux dommages et c'est qu'il arrive souvent que c'est sur un glacier ou sur un champ de neige, pendant une intempérie, que les gens s'aperçoivent que leurs lunettes sont inutilisables.

Toutes les précautions précédemment énumérées devront être prises dans une mesure appropriée aux circonstances. Il faut éviter des excès de vêtements. Si le refroidissement exagéré doit être évité, l'accumulation de la chaleur animale, qui est une cause de fatigue, doit être évitée également. Il ne faut pas oublier que, pendant la marche, le travail musculaire produit une grande quantité de chaleur animale qui empêche très efficacement le refroidissement. La meilleure conduite à tenir est de se vêtir relativement légèrement pendant la marche et d'avoir un vêtement de supplément à mettre au moment des haltes, ce vêtement étant porté roulé ou plié pendant la marche.

Graissage des parties les plus exposées aux froidures. — Une couche d'un corps de consistance grasse, étendue sur la peau, forme un revêtement isolant qui protège du froid de plusieurs manières. Ce revêtement diminue la déperdition de chaleur par rayonnement; il rend moins intense, et par conséquent moins pénible et moins refroidissant, le contact de l'eau et l'air froids et de la neige; enfin il diminue l'évaporation cutanée.

Il y a lieu d'employer les corps gras ayant la consistance la plus ferme, pour que les contacts les enlèvent le moins possible. La glycérine, traditionnellement employée pour les mains, remplit mal ce but de corps isolant, parce que, entre autres raisons, par suite de sa fluidité, elle est rapidement enlevée par les contacts. La vaseline, les graisses animales : suif, axonge, sont préférables. La vaseline a une consistance moindre que celle du suif ou de l'axonge, mais elle est inodore.

Le graissage sera appliqué aux parties les plus exposées aux froidures : pieds, mains, figure.

Le graissage des pieds a été déjà examiné.

Le graissage du nez, des oreilles et du visage n'est indiqué que dans le cas de froid très vif ou de vent violent. Le graissage du visage sera aussi une protection efficace contre la dermite, que peut produire en montagne la lumière soit directe, soit surtout réverbérée sur la neige. Cette dermite se produit plus facilement chez les blonds (1). Le graissage est remplacé, dans une cer-

____

(1) Les personnes très sujettes à ces dermites pourront incorporer au corps gras une substance opaque. De ces substances, la plus facile à se procurer et la plus efficace, sinon la plus élégante, est le charbon en poudre : bouchon brûlé, par exemple.

taine mesure, par la pratique suivante : ne pas se laver, et surtout ne pas se savonner le visage, le matin, avant le départ, afin de laisser sur la peau l'enduit sébacé qu'elle sécrète normalement; la toilette du visage est faite après la course, à l'arrivée au gîte.

Le graissage des mains est indiqué même par des froids modérés; il est surtout efficace pour prévenir les crevasses. On a vu que la traditionnelle glycérine est peu propre au graissage des mains, à cause de sa fluidité; elle y est peu propre encore à cause de sa solubilité dans l'eau, de laquelle il résulte que tout lavage des mains la fait disparaître complètement. La vaseline est particulièrement indiquée pour les mains, parce que, à une consistance assez ferme, elle joint l'avantage de n'être pas dissoute par l'eau; elle résiste même au savonnage.

Logement. — Les conditions que doit remplir un logement pour protéger du froid sont élémentaires et bien connues; il n'y a donc pas lieu d'insister.

Mais, ce qui pourrait être oublié, c'est la nécessité de la ventilation, même en hiver. Il ne faut pas que le souci d'éviter le froid fasse négliger l'aération des occupants.

Conditions de résistance du corps au froid.

Le corps humain offrira le maximum de résistance aux froidures, si la vitalité de ses tissus et l'énergie de ses fonctions sont à leur maximum, et s'il peut subvenir à de fortes déperditions de chaleur animale. Cet état sera réalisé si les sujets exposés au froid se trouvent dans les conditions suivantes : parfait état de santé, énergie morale, alimentation copieuse et riche en aliments calorigènes et dynamogènes, exercice musculaire d'intensité convenable, accoutumance au froid.

Nous allons examiner les moyens propres à assurer ces conditions.

Etat de santé. — Un bon état de santé rend le corps humain plus résistant au froid comme à toutes causes morbides en général. L'influence de l'état de la santé sur les froidures est bien établie; elle est mise en évidence, entre autres faits, par la répartition du nombre de congélations dans les deux hivers du siège de Sébastopol. Pendant l'hiver 1854-1855, de nombreuses congélations se produisirent, alors que le thermomètre se maintenait encore à 4° au-dessus de zéro. Pendant l'hiver 1855-1856, le froid fut beaucoup plus fort, et cependant les cas de congélation ne furent ni plus nombreux, ni plus graves. Cette singularité s'explique par le fait que, pendant le second hiver, les conditions hygiéniques des troupes étaient bien meilleures (1).

Une bonne hygiène habituelle pourra donner ce bon état de santé.

Les personnes de santé débile ou même douteuse devront éviter de s'exposer à des froids violents. Dans le milieu militaire, on devra éviter de faire participer les malingres aux exercices exposant à ces froids violents, aux marches d'hiver des corps alpins, par exemple.

Alimentation. — Instinctivement, nous augmentons notre nourriture quand il fait froid et quand nous nous livrons à un travail pénible.

Mais cet avertissement de l'instinct est incomplet. Il nous pousse à augmenter nos aliments, mais il ne nous indique pas si l'augmentation doit porter indifféremment sur tous les aliments ou particulièrement sur certains. La physiologie est venue montrer que l'augmentation doit porter surtout sur certains aliments.

Pour prouver cette maxime physiologique, il est né-

----

(1) Tédenat, Thèse d'agrégation, p. 51, citant Valette.

cessaire de rappeler quels sont les divers principes alimentaires et leurs propriétés nutritives.

Les principes alimentaires organiques de notre nourriture sont de deux sortes : les principes azotés, composés surtout de C, H, O, A z, et les principes hydrocarbonés composés surtout de C, O, H. On appelle aliments
azotés ceux dans lesquels dominent les principes azotés,
et aliments hydrocarbonés, ceux dans lesquels dominent
les principes hydrocarbonés. L'aliment azoté le plus
important est la viande. Les aliments hydrocarbonés
sont : les corps gras, les amylacés ou féculents, le sucre.

Des expériences très précises et répétées établissent
que, dans les exercices musculaires même très violents,
la consommation par l'organisme des principes alimentaires azotés est très peu augmentée (1), tandis que la
consommation des principes hydrocarbonés est considérablement augmentée.

Le rôle des hydrocarbonés est surtout de fournir la
chaleur et conséquemment la force.

Le rôle des azotés est surtout de réparer l'usure des
organes; la viande est de plus un excitant neuro-musculaire.

Donc, dans le cas d'un travail musculaire très considérable et d'un froid violent, l'augmentation de la
nourriture devra porter surtout sur les hydrocarbonés.
Les besoins alimentaires sont les mêmes, qu'il s'agisse
de résister au froid ou à un travail musculaire considérable. D'ailleurs, l'exposition à un froid violent va d'ordinaire avec un travail musculaire considérable, puisque d'habitude c'est à l'occasion de sports ou d'exercices militaires qu'on s'expose à ces froids; dans les
marches d'hiver des troupes alpines par exemple, ces

____

(1) Les principes azotés ne sont consommés en grande quantité que si les aliments hydrocarbonés manquent; mais ce n'est
qu'un pis-aller dont l'organisme souffre.

deux conditions sont réunies. Seulement, dans ces conditions, la consommation d'aliments sera plus forte.

Les règles d'alimentation qui suivent sont donc applicables aux manœuvres militaires et aux sports de toutes les saisons.

Les aliments hydrocarbonés sont, avons-nous dit, les amylacés ou féculents, les corps gras, le sucre.

Les aliments amylacés ou féculents sont ceux dans lesquels dominent plus ou moins la fécule ou l'amidon : pommes de terre, légumes secs, pain. Ces aliments sont volumineux par rapport à la quantité de principes nutritifs qu'ils renferment. Le volume déjà assez considérable des quantités entrant dans l'alimentation ordinaire ne permet pas de les augmenter beaucoup.

La graisse et le sucre renferment beaucoup de matières nutritives sous un faible volume, puisque leur substance tout entière est assimilée et utilisée par l'organisme presque sans déchet. Au point de vue calorifique, un gramme de graisse équivaut à 1 gr. 7 d'amidon.

Les graisses animales et végétales : axonge, lard, graisses diverses, beurre, huile, etc., devront donc être augmentées. On sait que les habitants des pays froids, les Esquimaux par exemple, ingèrent de fortes quantités de corps gras.

Mais l'aliment qui est par excellence producteur de force musculaire et de chaleur, c'est le sucre. Il produit à lui seul les trois quarts de la chaleur dégagée par l'organisme. Il est « l'aliment immédiat et exclusif des combustions intramusculaires et de la force qu'elles engendrent »; (Chauveau. Compte rendu de l'Académie des sciences, 1897-98). Les muscles le brûlent pendant leur contraction et le transforment en acide lactique.

En outre, le sucre est d'une digestion et d'une assimilation très rapide, d'où il résulte que son action sti-

mulante et dynamogénique se fait rapidement sentir.
Les amylacés et les féculents sont transformés en sucre
par la digestion avant d'être assimilés. Le sucre ordinaire subit aussi une transformation, mais moins complexe.

Ces notions, récemment sorties des laboratoires, n'ont
pas encore acquis dans le public la notoriété qu'elles
méritent, quoiqu'elles commencent à se vulgariser (1).
Le sucre ne doit pas être considéré comme une friandise, mais bien comme un aliment calorigène et dyna-
mogène de premier ordre.

La théorie a été confirmée par la pratique. Des expériences faites en 1897 dans l'armée allemande ont con-
firmé la réalité des propriétés dynamogéniques du sucre. Déjà quelques alpinistes ont fait entrer le sucre à
haute dose dans leur alimentation et s'en sont très bien
trouvés. Tel est un capitaine bavarois cité par M. Grandeau. Ce capitaine conclut qu'il ne s'est jamais senti
plus dispos et plus apte à monter que durant cette
semaine pendant laquelle il a mangé 5 kilos de sucre (2).

Enfin, il est une dernière preuve de la valeur nutri-
tive du sucre qui doit emporter tous les doutes : ce sont

---

(1) Voir : *La Question du sucre en physiologie*, par A. Dastre.
(*Revue des Deux-Mondes*, 1er août 1903.)
*Valeur et rôle alimentaire du sucre chez l'homme et les ani-
maux*, par L. Grandeau.

(2) Personnellement, nous avons constaté, dans d'assez nombreuses ascensions ou courses en montagne, la grande valeur
dynamogénique du sucre. Nous citerons notamment une ascen-
sion pénible sur glacier, dans laquelle, pour une raison indépen-
dante de notre volonté, nous nous sommes nourri presque exclusivement avec du sucre pendant toute une journée. Notre vigueur a été bonne et, le soir, nous étions dispos. Actuellement,
dans tous nos sports de montagne, nous prenons le sucre comme
base de notre nourriture. Nous avons eu l'occasion d'éprouver la
stimulation rapide, de longue durée et de bon aloi que donne l'ingestion d'une certaine quantité de sucre dans un moment de fatigue.

ses effets dans l'alimentation des animaux. En pareil cas, la suggestion ne peut plus être invoquée. Le sucre, sous forme de mélasse par exemple, a été introduit dans la ration des chevaux par des compagnies de transports à Paris : la compagnie des Petites-Voitures, la compagnie des Omnibus. Ces expériences ont montré la supériorité des aliments féculents et sucrés sur les matières azotées dans la ration de travail des animaux de trait. Les animaux ont fourni le plus de travail avec des matières riches en sucre et pauvres en matières azotées.

Comme mode d'absorption du sucre, on a conseillé l'absorption de petites quantités fréquemment répétées. « Le sucre permet le maximum de travail mécanique lorsqu'on ingère de petites doses : 5 à 15 grammes en dix minutes; cela paraît être le meilleur mode de restitution au muscle de l'énergie qu'il a perdue pendant le travail. L'action du sucre est très rapide : dans l'espace de cinq à six minutes, elle se fait sentir sur l'activité du muscle; au-dessus de 60 grammes pris en une fois, la production d'énergie décroît avec l'augmentation du sucre ingéré (1). » Nous pouvons affirmer, après expérience personnelle, l'efficacité du mode d'absorption par petite quantité.

Quand on marchera dans la neige, il est agréable de manger le sucre avec de la neige. Un morceau de sucre mangé avec un peu de neige, constitue un sorbet extemporané agréable au goût et dans lequel la neige n'a pas ses inconvénients habituels pour le tube digestif.

Dans les moments de grande fatigue, l'ingestion de sucre produit une stimulation rapide.

Si, à la lumière des principes précédents, on examine l'alimentation telle qu'elle se pratique, on voit que de

---

(1) *Journal de Médecine et de Chirurgie pratiques* (1902, page 319), analysant un travail de M. Grandeau.

grosses réformes doivent être faites. L'humanité est encore, à ce point de vue, dans sa phase instinctive. Le souci, si logique pourtant, d'adapter son alimentation au genre de vie que l'on mène, n'est pas encore venu à l'idée de beaucoup de personnes. Dans le cas de travail musculaire augmenté, ou dans le cas de froid, on mange davantage, mais on mange davantage de tout indifféremment, ou plutôt on mange surtout une plus grande quantité d'aliments azotés. Dans l'armée notamment, quand pour les manœuvres, les marches d'hiver, etc., on augmente la ration de la troupe, c'est surtout et quelquefois exclusivement la viande qui est augmentée.

Les hommes de sport, les officiers, prennent d'ordinaire, pour résister au froid ou à un travail musculaire considérable, une alimentation contenant une trop forte proportion d'aliments azotés, et parfois une proportion trop faible d'hydrocarbonés. Les repas froids que, dans le milieu militaire, on consomme sur le terrain, sont souvent un type d'alimentation irrationnelle, ces repas étant fréquemment constitués presque exclusivement par des viandes maigres. Ce n'est pas que, malgré son illogisme, cette nourriture expose aux accidents provenant de l'insuffisance alimentaire; étant très copieuse, elle est capable de fournir la quantité de chaleur nécessaire pour éviter ces accidents. En effet, les aliments azotés sont susceptibles de produire, dans une certaine mesure, de la chaleur; de plus, les plats de viande renferment toujours une certaine quantité de graisse, contenue soit dans la viande même, soit dans les sauces. Mais une alimentation plus rationnelle, c'est-à-dire comprenant moins de viande et une quantité convenable d'hydrocarbonés, aurait les avantages suivants. La diminution de la quantité de viande pourrait éviter des maladies : maladies du tube digestif, maladies de la nutrition générale; elle éviterait l'albuminisme, c'est-à-dire l'intoxication par un excès d'albumine alimentaire qui est une des causes de l'arthritisme. Une bonne proportion d'hydrocarbonés permettrait de produire une plus grande quantité de chaleur animale et de force. Ce supplément de chaleur et de force trouverait des emplois utiles : diminution de la fatigue, capacité de travail plus grande, résistance au froid plus facile.

Une alimentation rationnelle est possible sans que ni le prix, ni la saveur des repas s'en ressentent. Il ne s'agit pas, bien entendu, d'une détermination très précise de la ration alimentaire, la balance à la main, qui est impossible dans la pratique. Une approximation suffirait.

Nous prendrons comme base d'alimentation rationnelle les quantités des aliments principaux indiquées par Gauthier. D'après cet auteur, la ration pour un ouvrier travaillant vigoureusement à raison de 70 à 85.000 kilogrammètres par jour doit être la suivante :

NATURE DES ALIMENTS.	RATIONS		
	d'entretien.	de travail.	totale.
Pain.	829	361	1190
Viande.	239	175	414
Graisse.	60	33	93

Si on fait entrer du sucre dans la ration, la quantité de graisse doit être moindre. Pour la substitution du sucre à la graisse, on se basera sur ce principe que, à poids égal, le sucre a une valeur énergétique 2,15 fois plus faible que celle de la graisse. Pour remplacer un poids donné de graisse, il faudra donc un poids de sucre 2,15 fois plus fort. (Atwater.)

La quantité totale de sucre qui peut être absorbée par jour, variera suivant la dépense de force et de chaleur, entre 100 et 300 grammes. Ces quantités ont été données à des hommes de sport et à des malades pendant des temps assez longs, avec des effets très favorables, si les sujets sont sains au point de vue de leurs organes digestifs, ce qui est le cas pour les personnes qui nous occupent. Mais l'ingestion de pareilles quantités de sucre n'est recommandable et non nocive que dans le cas de fort travail ou de dépérissement morbide.

D'après ces principes, nous proposerons un programme alimentaire qui sera différent suivant qu'il s'agira de la classe aisée : hommes de sport, officiers, ou bien de la troupe dans le milieu militaire.

Voyons d'abord l'alimentation dans la classe aisée.

Le matin un petit déjeuner composé de café simple ou au lait très sucré (25 grammes de sucre environ, soit 4 à 6 morceaux suivant leur taille) (1) et de tartines très beurrées, pris avant le départ, fera ingérer sous un volume relativement faible, une grande quantité de principes alimentaires calorigènes et dynamogènes. Le chocolat, composé surtout de sucre et de corps gras, est également un excellent producteur de force et de chaleur.

La composition des deux principaux repas pourrait être établie sur les bases suivantes.

La quantité de viande qu'ils offriraient ne devrait pas dépasser 400 à 450 grammes. Dans les hôtels con-

---

(1) L'emploi du sucre en morceaux sciés permet de savoir facilement, avec une approximation suffisante, le poids de sucre ingéré. Il existe dans le commerce plusieurs types de morceaux, et dans chaque type le poids d'un morceau ne s'éloigne pas trop d'une moyenne. Les deux types les plus répandus sont celui de 6 grammes par morceau (80 morceaux à la livre), et surtout celui de 4 grammes (120 morceaux à la livre) qui est le plus courant.

venables on compte par personne et par plat 100 grammes de viande désossée. Deux plats assez copieux à chaque repas donnent donc 400 grammes de viande. Si on ajoute les viandes consommées parfois en hors d'œuvre, les albuminoïdes du dessert (fromage), on atteindrait et même on dépasserait facilement ainsi 450 grammes de viande ou d'albuminoïdes équivalents.

La quantité de graisse devra être déterminée méthodiquement et non d'après les caprices du cuisinier. Pour la détermination de cette quantité, nous envisagerons deux cas, celui de régime sans sucre et celui de régime avec sucre.

Si le régime est sans sucre, la quantité de graisse à absorber par jour est de 90 grammes environ. Les aliments ordinaires en contiennent à peu près 40 à 45 grammes. Il reste donc 45 à 50 grammes à ajouter. Certains corps gras peuvent être absorbés en nature : beurre et même lard. La préparation des plats comporte des corps gras; on pourra choisir des plats dans lesquels la graisse est assez abondante sans être perceptible au goût et à la vue, les préparations de pommes de terre par exemple. Certains aliments froids contiennent de notables proportions de graisse : foies gras, fromages gras, le gruyère par exemple qui en contient jusqu'à 1/4 de son poids.

Dans le régime avec sucre, bien préférable, le sucre remplacera la graisse dans une proportion variable suivant les goûts, sur la base de 2,15 de sucre pour 1 de graisse en poids. Si le supplément journalier de 45 à 50 grammes de graisse à ajouter à l'alimentation ordinaire, est remplacé totalement par du sucre, on ingérera de ce dernier 100 à 110 grammes. Mais la quantité de sucre ingéré peut dépasser, en cas de travail considérable, celle équivalant à la graisse supprimée. Voici un programme de régime avec sucre.

Chaque repas comprendra du sucre sous la forme d'un des nombreux plats sucrés, ou en nature dans du vin, un peu d'eau-de-vie, du café, du thé, du lait.

En consommant un plat sucré à chacun des deux repas on ingérera en moyenne 50 à 65 grammes de sucre par jour. Si on ajoute les 25 grammes de sucre pris dans le petit déjeuner conseillé plus haut, on arriverait au total de 75 à 80 grammes. Pour arriver aux 100 grammes, minimum désirable, on aura des plats sucrés plus copieux, ou on consommera du sucre en nature.

De plus, il sera très utile d'avoir sur soi du sucre, en morceaux sciés par exemple, que l'on consommerait par petites quantités fréquemment répétées de la manière indiquée précédemment, aux moments de dépression ou de forte dépense de chaleur ou de force et en proportion des besoins.

Il n'y a dans un pareil programme rien de particulièrement cher ni de particulièrement désagréable au goût. Ce serait une petite révolution à introduire dans la cuisine des hôtels et des ménages; mais on ne voit pas où en est l'empêchement le jour où on le demandera.

D'autres révolutions hygiéniques sont en cours de réalisation : celle qui se fait sous l'influence du Touring-Club, dans les locaux des hôtels. L'adoption d'une alimentation rationnelle serait plus facilement réalisable, car elle n'entraînerait aucune dépense nouvelle. Il suffit et il faut que le public la demande (1).

---

(1) La réforme de l'alimentation servie dans les hôtels serait un nouveau champ d'action digne du Touring-Club. La puissante société qui a fait adopter dans les hôtels des types de chambres rationnels n'aurait pas de peine, croyons-nous, à y faire adopter des types de repas rationnels pour les hommes de sport. Cette réforme devrait être précédée d'une campagne destinée à vulgariser, parmi les nombreux sociétaires et dans le public, l'utilité d'une alimentation rationnelle.

Voyons maintenant l'alimentation de la troupe dans le milieu militaire.

Ici il est absolument nécessaire de composer rationnellement la nourriture dans les manœuvres d'hiver ou autres. La modicité des ressources pécuniaires ne permet pas de compenser la qualité par la quantité. Il faut donc que les quelques plats que l'on pourra servir, puissent fournir la chaleur et la force qui devront être dépensées.

Il n'y a pas lieu d'augmenter beaucoup les féculents : pain, légumes.

La viande devra être augmentée mais pas dans de fortes proportions. L'augmentation par homme et par jour, sera de 50 à 100 grammes. Et même si par suite de difficultés pécuniaires, il fallait choisir entre l'augmentation de la viande et celle du sucre et de la graisse, c'est cette dernière augmentation qui devrait être préférée. L'augmentation de la viande est moins nécessaire que celle des hydrocarbonés et la viande est beaucoup plus chère que ceux-ci.

En ce qui concerne la détermination de la quantité de graisse dans la ration journalière, ici encore nous distinguerons deux cas, celui où on donnera du sucre et celui où on n'en donnera pas.

Si on ne donne pas de sucre, la quantité de graisse devra être de 90 grammes, c'est-à-dire très sensiblement plus forte que celle donnée au temps ordinaire. (La quantité réglementaire de graisse que doit contenir la ration de guerre allemande, est de 100 grammes.) On peut évaluer à 30 grammes environ, la quantité de graisse que contiennent les aliments ordinaires. Il reste donc environ 60 grammes à introduire dans la ration. Il y a des difficultés à faire absorber par les hommes une pareille quantité de graisse parce que le nombre des plats, et, par conséquent, la variété des moyens, sont peu grands. Pour y arriver on se servira des moyens indiqués précédemment : corps gras en nature, aliments froids riches en graisse, plats contenant le plus possible de graisse non apparente.

Si on donne du sucre, on se basera pour la substitution du sucre à la graisse, sur le taux de remplacement donné plus haut.

Le sucre devra faire partie de la ration. Pour les quantités à donner on se référera à ce qui a été dit précédemment. Le mode d'absorption par petites quantités fréquemment répétées, sera ici particulièrement de mise, aux moments de dépression ou de forte dépense dynamique ou calorique. Pour cela on devra donner aux hommes du sucre en morceaux. Au gîte d'étape le sucre pourra être donné dans du café, du vin chaud, du thé, du lait.

Il faudra expliquer aux hommes en quelques mots, la grande valeur alimentaire du sucre et de la graisse. Cette dernière est souvent jetée.

En résumé, un bon type de ration à adopter pour la troupe dans le cas où elle aura à fournir un travail considérable, en même temps qu'elle sera exposée à un froid prononcé, dans les marches d'hiver alpines par exemple, nous paraît être le suivant :

Pain et légumes : quantités ordinaires ou peu augmentées;

Viande : 400 grammes.

Graisse : 30 à 40 grammes (en plus de celle contenue dans les aliments);

Sucre : 100 à 200 grammes.

Des boissons chaudes et stimulantes : thé, café, vin chaud, seront utiles quand on vient d'être soumis à un froid vif. Ces boissons atténuent la sensation de fatigue et de froid. La sensation de froid qui persiste parfois après l'exposition à un froid vif, est produite par le resserrement des capillaires de la périphérie du corps; les boissons précédemment indiquées, rétablissent la circulation périphérique.

L'alcool, que la tradition populaire donne comme un excellent réchauffant contre le froid, ne possède cette propriété que moyennant certaines conditions dans son usage. L'alcool a une valeur alimentaire réelle, et il exerce une action stimulante nerveuse quand il est donné à petite dose. Dans le cas de danger de froidure générale, il sera donc utilement employé à petites doses. Mais son usage conduit facilement à l'abus; or, l'alcool pris à dose un peu forte, loin de protéger contre le froid, rend au contraire plus vulnérable à ses effets. L'expérience montre que les alcooliques et les personnes en état d'ivresse sont plus facilement frappées de froidure. En résumé, l'alcool, à cause de son maniement difficile, devra être d'un usage restreint.

Exercice musculaire. — L'exercice musculaire provoque la production de chaleur animale et aide ainsi très efficacement à résister au froid. Le fait est bien connu. Aux moments où on sera exposé à un froid dangereux, on devra faire un exercice musculaire d'intensité appropriée aux circonstances. Le stationnement ou l'immobilité prolongés, surtout s'il y a de la neige, devront être évités.

Pour l'application de ce principe dans le milieu militaire, on prendra les précautions suivantes.

Pendant les factions, les sentinelles devront marcher continuellement.

Les marches dans la neige, quand la neige ne porte pas et est en couche épaisse, se font à une allure très lente, parce que la trace ne peut se faire que lentement et péniblement. En pareil cas, si le froid est intense, il peut arriver que, pendant que les hommes de tête travaillant à faire la trace, se fatiguent énormément, le reste de la colonne, marchant très lentement, ne fait pas un exercice suffisant et se refroidit d'une manière dangereuse. Nous avons observé personnellement des congélations survenues dans ces conditions. Il faudra donc, si c'est possible, faire participer tous les hommes d'une colonne, au travail de la trace à des intervalles assez rapprochés. Si ce n'est pas possible, il faudra faire exécuter aux hommes ne travaillant pas à la trace, un travail musculaire quelconque, de vigueur appropriée; au besoin on les ferait sauter sur place.

Mais il faut que le travail n'aille pas jusqu'à produire une fatigue exagérée. Une fatigue exagérée rend plus vulnérable au froid, comme à toutes les causes de maladie. Le surmenage épuise l'organisme en consommant toutes les réserves de combustibles ou autres, et l'empoisonne en produisant l'accumulation dans le corps de substances toxiques provenant de la désassimilation.

Accoutumance au froid. — Les troupes françaises en Algérie ont été frappées de désastres causés par des froids peu intenses, par des températures très voisines de 0°. Tel fut le désastre du Bou-Tabeb en 1845 (1), dans lequel la température ne paraît pas être descendue au-dessous de 0°. De pareilles catastrophes ne se sont jamais produites à ces températures en Europe, où, pendant les campagnes d'hiver, les troupes supportent sans dommage des froids bien plus violents. Il faut en conclure qu'il y a une accoutumance au froid, que, par l'habitude, on devient moins sensible au froid.

Donc, avant de s'exposer à un froid violent dangereux, on s'accoutumera au froid en s'y exposant pro-

---

(1) Sur une troupe de 2.800 hommes, 208 moururent sur place en 48 heures, 20 autres succombèrent plus tard, et 510 eurent des froidures de gravité diverse.

gressivement. Dans les troupes alpines, il pourra y avoir lieu, dans certains cas, de faire une pareille préparation.

Énergie morale. — L'influence du moral sur le physique est bien établie. L'énergie morale favorise la résistance à toutes les causes de maladies. Au contraire, la dépression morale rend l'organisme plus vulnérable.

Dans les circonstances critiques où des froidures seront à craindre, des encouragements et des exhortations pourront prévenir ou atténuer des accidents généraux.

CHAPITRE III

TRAITEMENT DES ACCIDENTS DIRECTS

Nous ne décrirons que le traitement des accidents directs graves : la congélation et les accidents généraux.

Le traitement des congélations et celui des accidents généraux directs ont un but commun : celui de rétablir la vie plus ou moins suspendue par l'action du froid. Les moyens de traitement sont aussi en partie communs : ils consisteront principalement en frictions cutanées, qu'on aura fait précéder autant que possible de la suppression du froid nocif.

Ces traitements ont aussi un danger commun : celui d'imprimer à la réaction qui accompagne toujours le retour à la vie, une intensité trop violente, susceptible de produire des lésions. La préoccupation d'éviter une réaction dangereuse devra toujours être présente à l'esprit quand on traitera les grands accidents directs, car les dangers et les méfaits de cette réaction sont graves, ainsi qu'on le verra plus loin.

Nous allons indiquer le matériel du service de santé militaire plus spécialement utilisable pour le traitement des accidents directs. La tenue de campagne des infirmiers régimentaires comporte un petit ballot appelé *rouleau de secours aux asphyxiés*. Ce rouleau est porté au-dessus du sac d'ambulance et contient les objets suivants : une paire de gants de crin, un morceau de serge destiné à servir de frottoir, trois paquets de coton, une notice sur les secours à donner aux asphyxiés en général et entre autres aux asphyxiés par le froid.

Nous étudierons successivement les traitements de la congélation et des accidents directs généraux.

Traitement de la congélation.

Le traitement de la congélation n'est pas simple et unique. La congélation étant constituée par des troubles fonctionnels et par des lésions, son traitement se compose de deux traitements différents : le traitement des troubles fonctionnels et le traitement des lésions.

Traitement des troubles fonctionnels. — Ce traitement sera naturellement indiqué quand la congélation est évidente, c'est-à-dire quand les parties seront complètement insensibles et pâles, et quand cet état dure depuis assez longtemps. Mais le traitement sera indiqué aussi dans les cas douteux de congélation dont il a été question précédemment; en pareil cas, l'expectative pourrait permettre le développement de lésions, tandis que l'application du traitement n'a pas d'inconvénients sérieux.

Le traitement aura pour but de rappeler la vie dans les parties congelées, afin de prévenir les lésions s'il en est temps encore et, dans tous les cas, afin d'en arrêter le développement.

Ce traitement sera réalisé par les moyens suivants.

D'abord, on fera cesser si possible, l'action funeste du froid, soit en abritant le sujet, soit en protégeant seulement la partie atteinte.

Ensuite, on pratiquera sur les parties congelées une série de frictions ordonnées de la façon suivante.

Ces frictions seront d'abord faites avec de la neige, et continuées jusqu'à apparition d'un peu de chaleur et de sensibilité. On leur fera succéder des frictions à l'eau froide exécutées au moyen d'une éponge ou d'une étoffe douce imbibée d'eau froide. Quand la chaleur et la sensibilité seront devenues plus vives, on remplacera les frictions à l'eau froide par des frictions sèches faites avec une étoffe de laine. Le frottoir en serge qui, dans le matériel militaire, est dans le rouleau de secours aux asphyxiés, est parfaitement approprié à cet usage. Ces frictions seront continuées jusqu'à ce que les parties soient uniformément souples, chaudes et colorées, en un mot, jusqu'à complet retour de la circulation, sinon de toutes les autres fonctions. Les traumatismes produisent facilement la gangrène sur les parties congelées; les frictions devront donc être douces. Aussi les frictions au gant de crin qui est dans le rouleau de secours sont à redouter dans ce cas; leur rudesse pourrait être funeste. Si on employait le gant de crin, les friction devraient être très légères.

Telle est la pratique habituelle et générale. Elle comporte les variantes suivantes. Les frictions peuvent être commencées à l'eau froide et non à la neige. Les frictions sèches peuvent être remplacées par des frictions avec de l'eau dont on élève progressivement la température jusqu'à 30°.

Le choix des modes de friction et leur ordre de succession sont empiriques. Il n'existe pas de repère précis indiquant le moment où il faut passer d'une des sortes de friction à l'autre. (Voir, au traitement des accidents généraux, un essai de détermination des sortes de frictions à choisir, et des repères de passage d'une friction à l'autre.)

Au début du traitement, si les frictions à la neige ou à l'eau froide tardaient trop à faire réapparaître la chaleur, on les abandonnerait pour faire des frictions sèches simples ou avec des liquides excitants : vin aromatique, eau-de-vie camphrée ou, à défaut, vin ou eau-de-vie simples (1). On reviendrait aux frictions humides froides, si le retour de la chaleur et de la circulation prenait une rapidité trop vive. On se tiendra toujours prêt à atténuer la réaction si elle devient trop dangereuse, par des applications froides, décrites au traitement des accidents réactionnels.

Pendant ces frictions, et pendant la réaction qui accompagne le retour à la vie, le sujet sera maintenu dans une température fraîche. Il évitera soigneusement de s'approcher du feu. Il ne pourra exposer à la chaleur la partie atteinte que quand la réaction sera passée, c'est-à-dire au bout d'un temps assez long. Si, pendant la réaction, il est couché dans un lit, il devra laisser nues à l'air, les parties en réaction.

On a vu que des congélations peuvent se produire sans que le sujet s'en aperçoive. Les mesures suivantes seront prises contre cette éventualité.

Pour les parties découvertes (nez, oreilles), on invitera les hommes à se surveiller mutuellement l'état de ces parties. Dès que ces dernières prendront la couleur vieille cire, les voisins devront prévenir le sujet atteint et le frictionner avec de la neige.

En ce qui concerne les parties recouvertes par les vêtements, on engagera les hommes en danger de congélation, à porter fréquemment leur attention sur les parties les plus exposées, pour s'assurer qu'ils ont conscience de ces parties. Un moyen de réaliser ce but consistera à leur faire compter les orteils ou les doigts, auxquels ils feront exécuter des mouvements dans les souliers ou les gants. Ces moyens seront surtout indiqués dans les cas où les congélations inconscientes sont le

---

(1) En cas d'insuccès des frictions, Larrey conseille de « plonger la partie dans l'eau froide, qu'on fait tremper jusqu'à ce qu'on aperçoive quelques bulles d'air se dégager de la partie congelée ». D'autres auteurs mentionnent aussi les bains d'eau froide.

plus à craindre, savoir quand l'attention des sujets est
très absorbée par une cause quelconque : danger personnel ou danger d'autrui, quand les sujets menacés
ont un système nerveux rudimentaire, quand il existe
une dépression nerveuse causée par le froid.

Traitement des lésions. — Le traitement des lésions
aura pour objet de favoriser le rétablissement de la vie
dans les parties atteintes de lésions curables. On a vu
que les lésions par congélation ne peuvent être recon-
nues qu'après la réaction. Ce n'est donc qu'après la réaction que le traitement des lésions sera applicable. Ce
traitement est moins urgent et moins important que
celui des troubles fonctionnels.

Immédiatement après la réaction, il n'y a évidemment pas
lieu de traiter les lésions, quand la mortification des tissus
est certaine, c'est-à-dire dans le type des lésions caractérisées
par la non-réapparition de la chaleur et par la couleur brun
livide; mais dans tous les autres types de lésions, même quand
la chaleur seule est revenue, la sensibilité étant absente, le
traitement doit être appliqué à ce moment, puisqu'il n'est
pas possible de savoir alors s'il y a mort des tissus.

Si l'on ne voit le gelé qu'un temps assez long après la réaction, — vingt à vingt-quatre heures, par exemple, — et si à
ce moment la sensibilité n'est pas reparue du tout, il y aura
lieu d'admettre que les tissus sont morts et que tout traitement est inutile.

Le traitement des lésions sera réalisé par des frictions douces et excitantes. Ces frictions seront faites avec des liquides
stimulants : vin ou eau-de-vie simples ou, mieux, additionnés
de substances aromatiques, huile camphrée. Les frictions devront être douces pour ne pas produire ou augmenter la mortification des tissus; elles pourront être pratiquées avec une
étoffe de laine douce imbibée d'un des liquides stimulants ci-
dessus.

Ces frictions devront être continuées jusqu'au retour de la
sensibilité obtuse de la première heure, ou jusqu'à ce qu'on
ait acquis la conviction que les tissus sont mortifiés. On a vu
que le retour de la sensibilité peut être tardif; ce retour a eu
lieu au bout de douze heures, dans un cas observé personnel-

lement. Les soins devront donc être continués avec persévérance un temps suffisant.

Une fois la sensibilité récupérée, on embaumera les parties lésées dans une pommade antiseptique, analgésique et stimulante. Nous nous sommes servi de la formule suivante :

> Vaseline. . . . . 50 gr.
> Naphtol camphré. . . . . 5 gr.
> Antipyrine. . . . . 5 gr.
> Iodoforme. . . . . 1 gr.

Nous ne nous occuperons pas du traitement éloigné des lésions; il ne rentre pas dans notre programme.

Traitement des accidents directs généraux.

Ce traitement consistera essentiellement à faire cesser l'action du froid et à ranimer les fonctions par des stimulations psychiques et physiques. Parmi ces dernières, les frictions jouent un grand rôle. Elles ne sont pas cependant les seuls moyens de traitement, et chaque variété d'accident demande un traitement un peu spécial.

Mais les recommandations suivantes s'appliquent aux traitements de toutes les variétés d'accidents.

On devra toujours soustraire, aussi rapidement que possible, le refroidi au froid causal, en l'abritant, soit dans une maison, soit dans un abri quelconque.

Quand des congélations coexisteront avec des accidents généraux, — et le cas sera fréquent, — les frictions devront, pour les motifs déjà donnés, être faites doucement au niveau des parties congelées ou suspectes. Les frictions devront, au contraire, être rudes sur le reste du corps. Si l'on a un rouleau de secours militaire, on se servira donc du frottoir en serge pour les frictions sur les parties congelées ou suspectes, et du gant de crin pour le reste du corps.

On évitera d'exposer les refroidis à une température chaude. Le réchauffement devra être obtenu par la stimulation des moyens naturels de calorification de l'organisme et non par l'apport d'une chaleur étrangère. Si, au cours du traitement, une réaction locale ou générale prenait une intensité susceptible de produire des lésions, on la réprimerait par les moyens indiqués au titre : *Accidents réactionnels*.

Nous allons indiquer les traitements des diverses variétés d'accidents.

Si les accidents ont la forme et la pathogénie probable d'une syncope, ils devront être traités comme une syncope. Il en sera ainsi quand le sujet aura brusquement perdu connaissance sous l'impression d'un froid très vif, auquel il n'a été exposé qu'un temps trop court pour que la température centrale ait pu subir de modification importante. Cette syncope par le froid sera traitée comme il suit. Le sujet, soustrait au froid, sera couché, la tête un peu plus basse que le corps, pour remédier à l'anémie cérébrale. Ses habits et l'équipement seront desserrés pour que leur constriction ne gêne ni la respiration ni la circulation. La surface de la peau et la muqueuse nasale seront excitées. L'excitation de la surface cutanée sera réalisée par les pratiques suivantes: flagellations avec la main, frictions rudes, avec les gants de crin du rouleau de secours, par exemple; sinapismes promenés sur la surface du corps; enfin, en dernière extrémité, marteau de Mayor. Le marteau de Mayor consiste dans l'application sur la peau, et plutôt au creux épigastrique, d'un morceau de fer à surface un peu large, un marteau de préférence à cause de son maniement plus facile, morceau de fer porté à la température de 80 à 100°, par une immersion de quelques minutes dans l'eau bouillante. En moyenne, et sous la réserve des différences tenant à la délicatesse des diverses constitutions, l'application pendant une à deux secondes produit la rubéfaction; pendant trois à quatre secondes, la vésication, laquelle il n'y a pas lieu de dépasser. L'excitation de la muqueuse nasale sera réalisée soit par des moyens mécaniques (frôlement avec une plume), soit par des vapeurs de substances volatiles et excitantes (vinaigre, éther, ammoniaque).

On emploierait l'électricité si on l'avait à sa disposition.

On pratiquerait les tractions rythmées de la langue et la respiration artificielle. La technique de ces deux moyens sera indiquée un peu plus loin.

Le traitement sera différent s'il s'agit d'accidents survenus après une longue exposition au froid. En ce qui concerne la forme ordinaire de ces accidents, nous distinguerons, pour la commodité de l'exposition de ce traitement, quatre degrés dans sa gravité, chacun de ces degrés exigeant un traitement, un peu différent. (Les formes d'accidents autres que la forme ordinaire, seront traitées d'après leur analogie avec cette dernière).

Premier degré de gravité. — C'est le degré le plus bénin. Le refroidi éprouve une grande sensation de fatigue, disproportionnée avec le travail accompli. Il chancelle sur ses jambes. Il voit mal. Il demande à s'arrêter pour se reposer et dormir; mais il peut encore marcher.

Le traitement devra viser trois buts : soustraire le sujet au froid, le réchauffer, combattre la dépression nerveuse.

On soustraira le sujet au froid en l'abritant dans une construction s'il s'en trouve une à proximité, ou sinon dans un abri quelconque; on utilisera les abris naturels : plis de terrain, murs, rochers, arbres, amas de neige, etc.; un groupe de personnes pourra parfois servir d'abri.

Le réchauffement du gelé sera réalisé par l'exercice musculaire, les frictions sèches ou le battage du corps, l'administration de boissons chaudes. L'exercice musculaire à préférer sera la marche. Les refroidis à volonté déprimée hésiteront habituellement ou même se refuseront à faire de l'exercice. Il faudra insister et au besoin les forcer. Les frictions seront aussi rudes qu'elles pourront l'être sans danger, et seront faites avec une étoffe sèche et rugueuse, avec le gant de crin. Comme elles nécessitent le déshabillage, elles ne pourront être pratiquées que quand le sujet sera suffisamment abrité pour que le déshabillage n'augmente pas les accidents par suite du refroidissement. Le battage du corps consistera à frapper le corps par-dessus les habits, qui seront allégés au besoin, soit avec un objet flexible (baguette), soit, mieux, avec la paume de la main. Cette pratique, moins énergique que les frictions, sera indiquée soit quand les accidents seront bénins, soit quand l'abri sera insuffisant pour que le déshabillage du refroidi puisse être fait sans danger.

La dépression nerveuse, qui est combattue indirectement par les moyens précédents, sera combattue directement par l'administration de substances excitantes, et par des stimulations psychiques. Les substances excitantes administrées seront des inhalations d'éther, des boissons stimulantes qui en même temps devront être chaudes si possible : vin chaud, thé, café, eau-de-vie en petite quantité, vin cordial. Les stimulations psychiques consisteront en exhortations, en encouragements. La volonté des refroidis est défaillante, et il ne faudra pas craindre de remédier à ces défaillances en employant une grande insistance et au besoin une certaine violence.

Le mode d'application de ces moyens variera suivant les circonstances, et notamment suivant qu'on sera stationné ou en marche. Dans le cas de stationnement on choisira entre les frictions et le battage suivant que le refroidi pourra être abrité ou non. En cours de marche, le refroidi sera placé dans la partie de la troupe la moins exposée au froid ou au vent, au milieu ou du côté opposé au vent, suivant le cas. On devra résister aux prières que fait le refroidi pour s'arrêter; on devra, autant que possible, l'obliger à suivre la colonne, même en le forçant. Au besoin on le soutiendrait et on allègerait son chargement. On pourra toutefois le laisser s'arrêter de temps à autre un moment dans un abri, et on profiterait de ces arrêts pour le frictionner, lui faire du battage, lui administrer des boissons chaudes et stimulantes. Si le refroidi ne peut absolument pas suivre le groupe et s'il devient nécessaire de le laisser en arrière, on laissera du personnel avec lui pour lui donner les soins nécessaires. Si on l'abandonnait seul en arrière, la mort serait certaine. « Malheur à qui se laissait saisir par le sommeil, rapporte Larrey; quelques minutes suffisaient à le geler entièrement, et il restait mort à la place où il s'était endormi. »

Deuxième degré de gravité. — Les troubles sont ceux du premier degré, mais augmentés au point que le refroidi n'a plus la force de marcher ou de se tenir debout, et tombe à terre tout en conservant sa connaissance.

Les buts du traitement seront les mêmes que dans le premier degré. Le refroidi sera abrité. Il sera réchauffé par des boissons chaudes et stimulantes, par des frictions ou le battage du corps, suivant le cas. Sa dépression nerveuse sera combattue par les substances excitantes et par des exhortations très énergiques.

Si ce traitement le remet en état de marcher, il sera dans le cas du premier degré de gravité. Mais si l'impossibilité de marcher persiste, force sera de le laisser couché, tout en continuant le traitement, jusqu'au retour des forces, dans des conditions de température convenable, c'est-à-dire ni trop froide ni trop chaude. S'il n'existait pas de maison à proximité, on le transporterait dans les habitations les plus voisines, de la manière indiquée au troisième degré de gravité.

Troisième degré de gravité. — Aux troubles des degrés précédents s'est ajoutée la perte de connaissance, mais la respiration et la circulation sont conservées.

Pour cet état les auteurs indiquent le traitement suivant.

Le gelé sera transporté dans une habitation et placé dans une chambre non chauffée. S'il n'y a que des chambres chauffées, on refroidira la température de la chambre en ouvrant les fenêtres (1).

Le refroidi sera placé sur un support moelleux : lit, couvertures, fourrage. Il sera déshabillé et frictionné sur toute la surface du corps, comme il va être dit.

Les frictions seront faites d'abord avec de la neige. Quand ces frictions auront amené un peu de chaleur, de sensibilité et de souplesse dans les membres, on fera des frictions avec de l'eau froide, c'est-à-dire avec une étoffe imbibée d'eau froide. Ensuite, quand le rétablissement de la vie sera plus marqué, on fera des frictions sèches (2). On ne donne pas de repère indiquant le moment précis où, dans la succession des trois sortes de frictions, on doit passer de l'une à l'autre (3). On n'ou-

---

(1) Cependant, dans un cas où la température du sujet était tellement basse que l'organisme ne parût pas susceptible de faire les frais de la réaction, Peter amorça le retour à la vie par un réchauffement artificiel : lit chauffé, boules d'eau chaude. Cette conduite, qui fut suivie de succès, est à imiter le cas échéant, même dans les accidents moins prononcés. Ce réchauffement artificiel serait cessé dès que la vie serait redevenue assez active.

(2) Au lieu de faire des frictions sèches, on pourra, après les frictions à l'eau froide, continuer les frictions humides avec de l'eau dont on élèvera progressivement la température jusqu'à 30°.

(3) C'est surtout empiriquement que les diverses sortes de frictions et leur ordre de succession paraissent avoir été adoptées, tant pour les accidents locaux que pour les accidents généraux. Du moins, nous n'en avons trouvé nulle part d'explication

bliera pas que des frictions rudes peuvent déterminer des escharres au niveau des parties congelées.

Si les assistants ne sont pas assez nombreux pour que

raisonnée plausible. L'absence de base raisonnée explique que les auteurs ne donnent pas de repère indiquant le moment précis de transition entre les diverses sortes de frictions. Nous allons essayer de donner une explication et des repères raisonnés.

Quand on cherche l'explication de ces pratiques empiriques, deux raisons de leur choix semblent pouvoir être invoquées : la fragilité de la vitalité des parties congelées, et le danger d'une réaction trop violente.

La vitalité est fragile dans les parties congelées ou en voie de congélation. On a vu que les traumatismes y déterminent facilement des escharres. Cette fragilité de la vitalité entraîne la nécessité de n'employer au début que des frictions aussi peu traumatisantes que possible, et de n'augmenter l'énergie des frictions qu'au fur et à mesure du réveil de la vitalité, réveil qui rend les tissus progressivement plus résistants. La consistance des corps employés successivement pour faire les frictions, semble répondre à ce désidératum. Les frictions avec la neige, corps spongieux, sont moins traumatisantes que celles avec une étoffe humide, et ces dernières, dans lesquelles le glissement de l'étoffe est facilité par le mouillage de la peau, sont encore moins traumatisantes que les frictions sèches.

Mais il semble difficile de déduire, de ce motif de choix, des repères pour le moment de transition entre les diverses sortes de frictions

Une réaction trop violente et capable de causer des lésions, se développe facilement à la suite des froidures soit locales, soit générales. Des frictions sèches faites au début du traitement seraient peut-être susceptibles d'imprimer à la réaction une intensité dangereuse. De là la nécessité de n'employer, pour commencer, que des frictions dont les propriétés stimulantes soient tempérées par le froid, celui-ci devant être d'autant plus vif que la friction se trouve plus près du début du traitement.

Ce principe de la gradation du froid pourrait peut-être fournir un repère pour indiquer le moment de passage d'une sorte de frictions à l'autre. Il semble, en effet, qu'il y a lieu d'abandonner chacune des sortes de frictions quand elle a donné tout son effet utile, c'est-à-dire quand elle cesse d'augmenter le retour de la vie. Les frictions avec la neige, par exemple, seront continuées tant qu'on constatera que, sous leur influence, la vie devient plus active dans les tissus; on abandonnerait ces frictions quand on constaterait qu'elles ne font plus progresser le retour de la vie. De même pour les frictions à l'eau froide. Il résulterait encore de ce principe qu'il est d'autant plus indiqué de commencer le traitement par des frictions à la neige, que le danger de la réaction violente est plus grand.

toutes les parties du corps puissent être frictionnées simultanément, on ne découvrira et on ne laissera nues à l'air que les parties en cours de frictions.

Quand la chaleur et la souplesse du corps seront à peu près rétablies, on mettra le refroidi dans un lit en le recouvrant légèrement.

Si ces moyens ont rétabli la circulation et la respiration sans ramener la connaissance, on mettra en œuvre les excitations de la surface cutanée et de la muqueuse nasale précédemment exposées pour les accidents de forme syncopale; on emploiera l'électricité. Enfin, en cas d'insuccès des pratiques précédentes, on ferait des injections hypodermiques de substances stimulantes : éther, caféine.

Quand le gelé aura repris connaissance, on pourra lui faire boire des boissons excitantes : thé ou café tièdes, alcool en petite quantité. Se garder de lui donner des boissons chaudes. Surveiller attentivement la réaction, et, si elle acquiert une intensité dangereuse, la modérer par les moyens indiqués plus loin.

Le refroidi sera laissé dans une chambre non chauffée, jusqu'à ce que la vive chaleur réactionnelle qui accompagne le rétablissement de la vie, soit dissipée.

Mais ce traitement suppose qu'une maison se trouve à proximité, et qu'on a sous la main un matériel médical assez complet. Or, ces conditions manqueront souvent et notamment dans nombre de circonstances de la vie militaire, dans les marches d'hiver alpines par exemple. En pareil cas, on pourrait agir comme il suit.

Le gelé serait transporté dans un abri naturel et, sans le déshabiller, on pratiquerait le battage du corps; on exciterait, par les moyens qu'on aurait sous la main, la muqueuse nasale, on flagellerait le visage, on pratiquerait des tractions rythmées de la langue ou la respiration artificielle. Dès que les fonctions les plus indispensables à la vie, la respiration et la circulation, ou tout au moins un peu de chaleur et de souplesse, apparaîtraient, le gelé serait transporté (1), autant que possible recouvert d'une manière quelconque, avec du fourrage par exemple, dans l'habitation la plus voisine, où le traitement classique serait appliqué. Si la distance pour atteindre l'habitation était grande, on s'arrêterait de temps à autre en des points abrités, pour renouveler, au cas de besoin, le battage, les excitations cutanées et muqueuses. (Les tractions rythmées de la langue et la respiration artificielle seraient ajoutés si les accidents avaient le degré suivant la gravité.)

Quatrième degré de gravité. — Non seulement la connaissance est perdue, mais encore la circulation et la respiration sont suspendues. C'est l'asphyxie par le froid. Dans ce cas, après avoir soustrait le gelé au froid, on combattrait le refroidissement par les frictions ou le battage, suivant les circonstances, et, en même temps, on chercherait, par des moyens spéciaux indiqués ci-après, à rétablir la respiration et la circulation. Une fois ces fonctions nécessaires rétablies, si la connaissance n'était pas revenue, on chercherait à la ramener par les pratiques indiquées au troisième degré de gravité.

Les moyens spéciaux pour ramener la respiration et la circulation sont : les tractions rythmées de la langue et la respiration artificielle.

Les tractions rythmées de la langue se pratiquent comme il suit.

---

(1) Pour le transport, on utiliserait autant que possible les traîneaux dont se servent les montagnards pour leurs travaux agricoles. On trouve de ces traîneaux dans tous les chalets habités. (Voir *Archives de Médecine et de Pharmacie militaires,* tome XXXIII, 1899.) Quand le terrain se prête à leur emploi, le transport est beaucoup plus facile et rapide.

Après avoir desserré les dents, avec un coin de bois, si cela est nécessaire, on saisit avec la main la langue de l'asphyxié. Pour éviter le glissement de la langue, on interposera un linge (mouchoir, par exemple) entre la langue et les doigts; puis, alternativement, on tirera la langue hors de la bouche aussi loin que possible sans déchirure, et on la laissera revenir sur elle-même. Les tractions devront être rythmées, c'est-à-dire faites à des intervalles réguliers. Leur nombre devra être celui de la moyenne des mouvements de respiration, c'est-à-dire de seize par minute. Un bon moyen pour trouver le rythme et la fréquence, sera pour l'opérateur, de pratiquer une traction toutes les fois qu'il fait lui-même un mouvement de respiration.

Les procédés de respiration artificielle sont multiples.

Le plus simple, qui pourra être appliqué par n'importe qui, avant l'arrivée du médecin, consiste à comprimer et à laisser revenir à eux-mêmes, alternativement, la poitrine et le ventre à la fois, environ seize fois par minute. L'air de la poitrine est chassé partiellement par la compression et rentre au moment où le tronc est abandonné à lui même. Deux opérateurs sont nécessaires pour que le procédé donne son rendement maximum; ils compriment simultanément l'un le ventre, l'autre la poitrine. La compression de la poitrine par l'action des mains placées une de chaque côté, est très fatigante; l'opérateur qui en est chargé pourra s'aider de l'artifice suivant. Une pièce d'étoffe assez longue, ceinture, vêtement, linge, sera passée sous le dos de l'asphyxié et entourera la poitrine au niveau de la partie inférieure de la cage thoracique osseuse. Les deux bouts de l'étoffe seront ramenés et croisés en avant. L'opérateur pourra comprimer la poitrine en exerçant sur les deux bouts saisis à pleine main, une traction en sens inverse.

Ce procédé de respiration artificielle peut être très utilement combiné avec les tractions rythmées de la langue. La langue est tirée hors de la bouche toutes les fois qu'on laisse revenir à eux-mêmes le ventre et la poitrine.

Un procédé de respiration artificielle plus efficace, mais plus difficile et exigeant généralement la direction d'un médecin, est le procédé de Sylvester. Il consiste essentiellement à produire l'agrandissement et le rétrécissement de la cage thoracique au moyen de mouvements alternatifs d'abduction et d'adduction (1) imprimés aux membres supérieurs. L'abduction produit l'agrandissement de la cage thoracique et l'entrée de l'air. L'adduction, que l'on aide par la compression de la poitrine, produit la sortie de l'air. Ce procédé peut à la rigueur être pratiqué par un seul opérateur; mais il sera autant que possible exécuté par deux opérateurs, parce qu'il est très fatigant. Les deux opérateurs se placent derrière la tête de l'asphyxié, un de chaque côté, saisissent chacun un bras un peu au-dessus du coude et, simultanément, ils écartent les bras en tirant sur ceux-ci, et les amènent près de la tête. Puis ils ramènent les bras sur la poitrine qu'ils compriment.

Il est assez difficile d'exécuter ce procédé concurremment avec les tractions rythmées de la langue. Mais on peut alterner les deux moyens, de cinq en cinq minutes, par exemple.

On a vu que les gelés peuvent être rappelés à la vie après être restés un temps parfois considérable en état de mort apparente. L'instruction du ministère de la

---

(1) Les mouvements d'abduction sont ceux qui écartent les membres de la ligne médiane du corps; les mouvements d'adduction sont ceux qui les en rapprochent. Dans le cas particulier, l'abduction éloignera les membres supérieurs de la poitrine, l'adduction les en rapprochera.

Guerre sur les secours à donner aux asphyxiés, porte que les soins sont efficaces même après quinze heures de mort apparente. Il conviendra donc de ne pas désespérer trop tôt de la possibilité de la guérison. Les moyens de traitement ci-dessus, et surtout les tractions rythmées de la langue, devront être continués pendant longtemps avec persévérance.

Dans ce qui précède, il n'est pas question du traitement de la congestion pulmonaire ou cérébrale, parce que les signes en sont habituellement obscurs. Mais si les signes de ces congestions existaient nettement, il faudrait les traiter. Pour les signes et le traitement de ces congestions, voir aux accidents généraux par réaction.

Résumé des accidents directs.

Description. — Les accidents directs sont ceux produits uniquement et directement par l'action du froid. Le froid en est la cause nécessaire et suffisante. Ils se développent pendant l'action même du froid.

Les accidents directs sont, soit locaux, soit généraux, suivant qu'ils frappent une partie périphérique ou les viscères internes essentiels.

Congélation. — La congélation est le seul accident local grave, le seul par conséquent dont l'étude rentre dans le programme de ce travail.

La congélation résulte de l'action d'un froid violent sur les parties périphériques. Les parties les plus exposées à cet accident, sont celles qui se refroidissent le plus facilement, savoir : les pieds, les mains, les oreilles, le nez.

La congélation comprend deux phases : une première phase de troubles fonctionnels, et plus tard, éventuellement, une phase de lésions.

La première phase consiste dans l'arrêt de toutes les
fonctions de la partie atteinte. Cette cessation de fonctions a été précédée d'une violente sensation de froid
douloureux. Pendant cette phase, la partie congelée a
l'aspect d'une partie morte, elle est froide, sans mouvement, pâle et insensible. La pâleur et l'insensibilité sont
les signes principaux de cette période.

Ces caractères de froideur, de pâleur et d'insensibilité
peuvent se rencontrer à un degré un peu imparfait sans
qu'il y ait congélation. Ces caractères ne sont des signes
de congélation que quand ils sont bien prononcés et
quand ils existent depuis un temps un peu long.

Si, après que cette première phase est établie, le froid
augmente ou même se prolonge sans augmenter, la
phase des lésions survient, le froid altère les tissus du
corps.

Quand les lésions se produisent, il ne se manifeste,
dans la partie qui présente les troubles fonctionnels de
la congélation, aucune modification nouvelle appréciable. On ne peut savoir s'il existe ou non des lésions par
congélation, qu'après que la partie congelée a été placée
dans des conditions permettant le rétablissement de la
vie.

La condition qui permet à la vie de se rétablir après
une congélation, est une température douce. Il se produit alors un état particulier appelé réaction. Après la
congélation, le retour à la vie ne se produit qu'avec réaction. Notons en passant qu'il faut se méfier beaucoup de cette réaction qui facilement devient trop violente et cause elle-même des lésions.

Au début de la réaction que nous supposons modérée, la partie s'échauffe, devient rouge et légèrement
douloureuse : elle est le siège d'une congestion.

Si la congélation n'a pas produit de lésions, la partie
en réaction conserve les caractères ci-dessus de chaleur

assez forte, de rougeur et de douleur modérée : la sensibilité et les mouvements se rétablissent. Mais si la congélation a produit des lésions, la chaleur et la douleur sont fortes, la couleur rouge se transforme en couleur rouge noirâtre, il se produit de la tuméfaction; sur la peau se développent des phlyctènes ou cloches remplies d'un liquide noirâtre; la sensibilité et le mouvement réapparaissent incomplètement ou même ne réapparaissent pas du tout. Le degré de ces troubles est généralement proportionnel à la gravité des lésions.

L'absence du mouvement et de la sensibilité immédiatement après la réaction, ne signifie pas que la partie ait été tuée. Ces fonctions peuvent réapparaître plus tard.

Quand une partie reste complètement froide pendant la réaction des parties voisines, c'est qu'elle a été tuée pendant la congélation.

Après la réaction, si les parties n'ont pas été tuées, les fonctions réapparaissent graduellement. Mais la guérison complète ne se produit pas toujours; il reste parfois des suites qui durent toute la vie : douleurs, troubles de la nutrition.

Quand une partie a été tuée par la congélation, elle se gangrène et il se produit, à la limite de la gangrène et des parties saines, un sillon de suppuration (sillon d'élimination).

Accidents généraux. — Les accidents généraux sont ceux produits par l'action du froid sur les viscères importants, indispensables à la vie du corps : centres nerveux, appareil respiratoire, appareil circulatoire. Ils consistent en troubles des fonctions des viscères : troubles nerveux, troubles de la respiration et de la circulation.

Les formes de ces accidents sont assez diverses.

L'impression subite d'un froid violent peut parfois suffire à causer des accidents graves et même la mort subite. En ce cas, l'action du froid a été trop courte pour refroidir l'intérieur du corps. Les accidents sont dus alors à la forte et brusque impression nerveuse. Ils sont comparables à une syncope.

Mais, habituellement, ces accidents ne surviennent qu'après une longue exposition au froid qui a refroidi l'intérieur du corps.

Ici encore, la mort subite peut se produire à la suite de cette longue exposition au froid.

Mais, le plus souvent, les accidents généraux se développent graduellement et la forme habituelle est la suivante.

Le sujet éprouve une très grande fatigue disproportionnée avec le travail accompli; ses jambes se dérobent sous lui, il a une démarche chancelante et titubante, il y voit mal, a une forte envie de dormir et de s'arrêter pour se reposer. S'il s'arrête dans ces conditions, la mort est fatale. Si le froid augmente ou simplement se prolonge, ces troubles augmentent : le sujet tombe, puis perd connaissance et enfin la mort même peut survenir.

Prophylaxie. — Les accidents directs étant dus à l'action du froid sur le corps, on les évitera dans la mesure du possible, en protégeant le corps contre l'action du froid, et en mettant les tissus du corps dans le meilleur état possible de résistance au froid.

La protection du corps contre le froid sera réalisée en évitant de l'exposer à un froid trop intense, et ensuite en atténuant la perte de la chaleur animale qui se produit surtout par rayonnement, dans les milieux froids.

L'exposition à un froid trop intense sera évitée par un choix judicieux de l'époque de l'année et des heures de la journée où le froid pourra être affronté.

L'atténuation de la déperdition de la chaleur animale sera obtenue par l'emploi de chaussures, de vêtements, d'équipements appropriés, et par le graissage des parties du corps les plus exposées au froid.

Le corps humain offrira le maximum de résistance aux froidures si la vitalité de ses tissus et l'énergie de ses fonctions sont à leur maximum, et s'il peut subvenir à de fortes déperditions de chaleur animale. Cet état de résistance sera réalisé si le sujet exposé au froid se trouve dans les conditions suivantes : bon état de santé, énergie morale, alimentation copieuse et riche en aliments calorigènes et dynamogènes, exercice musculaire d'intensité convenable, accoutumance au froid.

Pour les moyens d'obtenir ces conditions, nous renvoyons à la partie détaillée. Cependant, nous allons donner un résumé des règles d'alimentation.

L'alimentation usitée dans les cas de froid et de fatigue (l'alimentation doit être la même dans les deux cas) est habituellement irrationnelle.

En effet, dans ces conditions, on mange davantage, mais indifféremment de tout. Or tous les aliments ne donnent pas au même degré la chaleur et la force; celles-ci sont d'ailleurs données par les mêmes aliments. Les aliments dits hydrocarbonés étant ceux qui donnent le plus de force et de chaleur, ce sont eux qui doivent être surtout augmentés.

Les aliments hydrocarbonés les plus efficaces sont la graisse et le sucre.

La graisse devra donc être absorbée en bonnes proportions, d'une manière systématique et non au hasard des menus.

Mais c'est le sucre qui est le meilleur aliment comme producteur de chaleur et de force. Cette notion n'est pas assez répandue. On considère trop le sucre uniquement comme une friandise. Des essais concluants ont été faits par des corps de troupe, par des hommes de sport, et enfin par l'administration aux chevaux de trait.

Traitement. — Le traitement différera un peu suivant qu'il s'agira d'accidents locaux ou d'accidents généraux.

Cependant, dans les deux cas, il y aura un but commun, celui de rétablir la vie plus ou moins suspendue par le froid.

Il y a aussi des précautions communes : faire cesser l'action du froid et éviter que la réaction qui accompagne le retour à la vie, ne devienne trop violente et ne produise à son tour des lésions. La réaction prend cette intensité nocive et violente si les sujets refroidis s'exposent à la chaleur. La chaleur devra donc être évitée.

Traitement de la congélation. — Le traitement de la congélation variera suivant que l'on aura à la traiter à la phase des troubles fonctionnels ou à la phase où les lésions sont reconnaissables.

Traitement des troubles fonctionnels. — Il consiste en frictions d'abord avec de la neige, puis avec de l'eau froide et enfin avec une étoffe sèche assez douce.

Il y aura lieu de l'appliquer quand une partie (main, pied) présentera les signes de la congélation, c'est-à-dire sera froide, complètement pâle et insensible.

Traitement des lésions. — Il sera appliqué quand, après le retour de la vie dans les parties congelées, la sensibilité et les mouvements ne seront pas complètement rétablis. Il consistera en frictions, non plus froides, mais faites avec une étoffe douce, imbibée de substances excitantes : eau-de-vie camphrée, par exemple.

Ce traitement est beaucoup moins important et moins urgent que celui des troubles fonctionnels.

Traitement des accidents généraux. — Ce traitement différera suivant la forme des accidents.

Quand les accidents seront survenus brusquement et auront la forme d'une syncope, ils devront être traités comme une syncope.

Dans la forme ordinaire, le traitement aura pour but de réchauffer le sujet et de combattre la dépression nerveuse. Les moyens consisteront en des boissons excitantes, en exercice musculaire, en encouragements, en battage du corps, en frictions. Ces frictions seront faites avec une étoffe sèche dans les accidents moyens. Dans les accidents graves : perte de connaissance, elles se feront comme pour la congélation, d'abord avec de la neige, puis avec de l'eau froide, puis avec une étoffe sèche.

Ce traitement devra être appliqué dès qu'il y aura une fatigue disproportionnée avec le travail accompli, de la gêne de la respiration, un affaiblissement de la vue..

Dans tous les cas, on évitera la chaleur, à laquelle les refroidis ne pourront s'exposer qu'au bout d'un temps assez long après que l'état normal aura été établi.

TITRE III

ACCIDENTS RÉACTIONNELS

CHAPITRE Ier

ÉTIOLOGIE, PATHOGÉNIE, DESCRIPTION

Généralités.

Les accidents réactionnels (ou froidures réactionnelles) sont ceux produits par les actions se succédant
immédiatement, d'un froid violent d'abord, et d'une
température notablement supérieure ensuite, et qui ont
comme cause immédiate, des troubles physiologiques appelés réaction, produits par ce brusque écart de température. Ils ont le froid comme cause prédisposante et la
chaleur comme cause déterminante.

Ces accidents pourraient être encore appelés froidures
indirectes, par opposition aux froidures directes, mais
la dénomination d'accidents réactionnels ou froidures
réactionnelles, paraît préférable parce qu'elle rappelle
la réaction, dont le rôle est capital dans leur genèse.

On a vu que les accidents réactionnels, presque omis
dans les articles didactiques, sont aussi importants à
connaître que les accidents directs; que, s'ils sont moins
fréquents comme accidents généraux, ils sont plus fréquents comme accidents locaux, et qu'ils doivent être
décrits avec autant de détails que les accidents directs.

L'étude approfondie de l'étiologie et de la pathogénie des accidents réactionnels est indispensable pour établir leur prophylaxie et leur traitement. Cette étude a été esquissée dans les généralités sur les froidures; mais il est nécessaire de la développer.

Pour déterminer les conditions de leur étiologie et de leur pathogénie, nous allons analyser des faits concrets d'accidents réactionnels. Nous prendrons deux faits concrets qui soient les deux types schématiques auxquels se ramènent tous les accidents réactionnels. L'un de ces faits-types sera un cas d'accident réactionnel survenu sans accident direct préalable; l'autre sera un cas avec accident direct préalable.

Fait-type n° 1. — Ce fait sera celui décrit aux généralités sur les froidures, seulement, il va être exposé avec plus de détails.

Ce fait est loin d'être chimérique; il n'est que le type schématique de nombreux cas décrits par les observateurs, par Larrey notamment (1).

Un groupe de personnes a été soumis à un froid intense, mais n'en a pas éprouvé d'accidents pendant l'exposition au froid. Immédiatement après l'exposition au froid, une personne du groupe se chauffe une main. Cette main devient chaude, douloureuse, puis rougit et se tuméfie; ces troubles augmentent progressivement et se terminent par le sphacèle de la main. Une autre personne du même groupe entre, immédiatement après l'exposition au froid, dans une chambre chaude; elle est prise d'étouffements, de troubles nerveux dépressifs, parfois de tuméfaction des membres, puis elle

---

(1) « A la fin de l'hiver 1795 (an IV), lorsque j'étais à l'armée des Pyrénées Orientales, nous passâmes tout à coup d'un froid extrêmement vif à une température élevée; un grand nombre de soldats, surtout parmi ceux qui étaient au siège de Rose, eurent les pieds gelés; quelques sentinelles avancées furent même trouvées mortes à leur poste, aux premières heures du dégel, et quoique nous eussions passé quinze ou vingt jours sous l'influence d'un froid rigoureux, aucun des soldats des postes avancés du siège ne s'était présenté, jusqu'à l'époque du dégel, aux ambulances de la tranchée que je dirigeais en chef.

« A la conquête de la Hollande, un grand nombre de soldats eurent les pieds gelés; mais, d'après les rapports de plusieurs de mes confrères, la gangrène ne se déclara qu'au premier dégel, quoique les soldats eussent été longtemps dans la neige et les glaçons. »

(*Mémoire sur la gangrène de congélation*, in *Mémoires de Chirurgie militaire*. — Campagne de Pologne.)

tombe dans le coma et meurt. A l'autopsie, on trouve une congestion généralisée des viscères internes importants : poumons, centres nerveux. Les autres personnes du groupe qui ont éprouvé le même froid ne s'exposent pas à la chaleur et ne subissent aucun accident.

Analysons le fait-type précédent pour en déduire l'étiologie de ce type d'accidents réactionnels.

Dans ces accidents, le froid a bien un rôle de cause, puisque la chaleur ne produit pas de pareils effets, quand les personnes qui s'y exposent n'ont pas été au préalable soumises à un froid violent. Mais, si le froid est une cause nécessaire, il n'est pas une cause suffisante, puisque toutes les autres personnes soumises au froid, qui ne s'exposent pas à la chaleur immédiatement après le froid, n'ont pas d'accidents. Le froid a donc été une cause simplement prédisposante. Les accidents se sont développés sous l'influence de la chaleur; la chaleur est donc la cause déterminante. Ces accidents résultent des actions successives du froid d'abord, de la chaleur ensuite, quand ces actions se succèdent immédiatement. Dans ces conditions, sous l'influence de la chaleur, se développent des troubles physiologiques qui portent le nom de réaction, et qui sont la cause immédiate des accidents.

Reprenons le fait-type n° 1 pour en déduire la pathogénie de cette sorte d'accidents réactionnels.

Le froid violent crée la prédisposition aux accidents réactionnels; cette prédisposition est mise en état de réalisation par un relèvement de température survenant immédiatement après. Puisque toutes ou presque toutes les personnes qui s'exposent à la chaleur immédiatement après, subissent des accidents réactionnels, il faut admettre que la prédisposition existait chez toutes ou presque toutes les personnes qui avaient été exposées au froid, mais qu'elles ont échappé à la réalisation de cette prédisposition, parce qu'elles ne se sont pas exposées à la chaleur.

La pathogénie de ces accidents réactionnels est donc la suivante : un froid d'une intensité suffisante crée une prédisposition ou tendance à la réaction soit locale, soit générale, suivant que tout ou partie du corps a été soumis au froid. La tendance à la réaction reste latente, si, immédiatement après, il n'y a pas un relèvement marqué de la température. Cette tendance à la réaction se réalise, la réaction se développe, si, consécutivement et immédiatement après, il y a un relèvement marqué de la température. La réaction produit des accidents soit locaux, soit généraux, suivant qu'elle est elle-même locale ou générale.

Fait-type n° 2. — Un groupe de personnes a été exposé à un froid violent. Deux personnes de ce groupe ont été atteintes de congélation des mains. L'un des deux congelés évite la chaleur, suit le traitement par les frictions; il a une petite réaction légère et guérit de sa congélation; il ne reste pas de suites. L'autre congelé, immédiatement après la congélation, se chauffe la main; celle-ci s'échauffe, rougit, devient très douloureuse, se tuméfie considérablement; ces troubles même envahissent une partie de l'avant-bras, et rapidement, il a un sphacèle de la main et d'une partie de l'avant-bras.

Ici encore, le froid a été la cause prédisposante, mais n'a pas été la cause unique et suffisante; il a fallu l'intervention de la chaleur, succédant immédiatement au froid, pour que le sphacèle se produise.

La pathogénie a été aussi la même que celle du fait-type n° 1. Le froid avait créé une prédisposition à la réaction violente. La réaction violente ne s'est déclarée que chez le congelé qui s'est chauffé. Celui qui ne s'est pas chauffé immédiatement après, a bien eu une réaction, mais cette réaction a été légère et n'a pas produit de lésions.

L'étiologie de toutes les sortes d'accidents réactionnels est la même. Le froid est la cause prédisposante, la chaleur la cause déterminante. L'intervention de la chaleur est aussi nécessaire que celle du froid. Sans elle ces accidents ne se produisent pas.

La pathogénie est également unique. Une impression de froid intense crée une prédisposition à une réaction violente. Si, immédiatement après, il n'y a pas d'exposition à la chaleur, la prédisposition reste latente, quand il n'y a pas d'accidents directs préalables; elle se manifeste à l'état modéré s'il y a des accidents directs préalables. Mais, la réaction violente ne se produit que s'il y a une impression de chaleur immédiatement consécutive.

La réaction violente produit des accidents soit locaux, soit généraux, suivant qu'elle est elle-même locale ou générale.

Il résulte de ce qui précède que les accidents réactionnels surviennent, non pendant l'action du froid, mais après que cette action du froid a cessé, à un moment où les parties atteintes sont, au contraire, exposées à la chaleur ou tout au moins à une température relativement élevée.

Jusqu'ici, pour la clarté de l'exposition, nous n'avons parlé que de la chaleur comme cause déterminante. Mais la température vulgairement appelée chaleur, n'est pas nécessaire pour causer la réaction; il suffit d'une température relativement élevée par rapport au froid primitif. C'est ce qui s'est

passé dans les faits rapportés par Larrey, et précédemment
cités. Tel est encore le cas des soldats d'Eylau, rapporté aussi
par Larrey. Ces hommes avaient campé dans la neige, sans
accidents, malgré un froid violent, du 5 au 9 février; ils furent atteints de gangrène des pieds quand, du 9 au 10 février,
le thermomètre monta de — 15° à + 6°. Une température de
+ 6° a donc suffi dans ce cas. Il est vrai que la différence de
température fut de 21 degrés. Cependant, pour la concision
du langage, nous emploierons habituellement le mot chaleur.
D'ailleurs, la chaleur est bien la cause déterminante habituelle des accidents réactionnels.

Les accidents réactionnels du type n° 2, c'est-à-dire succédant à des accidents directs, à la congélation, sont seuls décrits dans les auteurs didactiques, et, encore, accessoirement.
Ceux du type n° 1, non précédés d'accidents directs, sont complètement omis; ils ne sont cependant pas rares; pour s'en
convaincre, il n'y a qu'à se reporter aux citations et aux faits
empruntés à Larrey.

Quand les accidents réactionnels se produisent, on les attribue souvent uniquement à l'action du froid, et on méconn-
aît le rôle qu'y joue la chaleur. Cette erreur est d'ailleurs
entretenue par les désignations de congélation et de gelure
appliquées indistinctement à tous les accidents consécutifs
au froid, désignations ne mentionnant que le rôle du froid.
Il y a donc nécessité de réformer le langage.

Cette ignorance de l'étiologie et de la pathogénie des accidents réactionnels n'a pas que des inconvénients théoriques.
Le rôle de la chaleur étant méconnu, cette cause déterminante n'est évitée que s'il existe une congélation préalable;
elle n'est pas évitée en l'absence de congélation. De nombreux
accidents évitables se développent par suite de cette ignorance.

Il est nécessaire de revenir sur deux états qui n'ont été
qu'énoncés : la tendance ou prédisposition à la réaction, et
la réaction.

TENDANCE OU PRÉDISPOSITION A LA RÉACTION. — La notion
de tendance ou de prédisposition à la réaction n'est pas
mentionnée dans les auteurs. Cette omission est d'ailleurs la
conséquence logique du silence gardé sur les accidents réactionnels non précédés d'accidents directs. Cette notion est
cependant très importante, puisque c'est sur elle qu'est basée
la prophylaxie des nombreux accidents réactionnels non précédés d'accidents directs.

La tendance à la réaction existe à des degrés très divers.
Nous ne nous occuperons ici que du degré qui peut donner
naissance à la réaction violente, susceptible de léser les tissus.

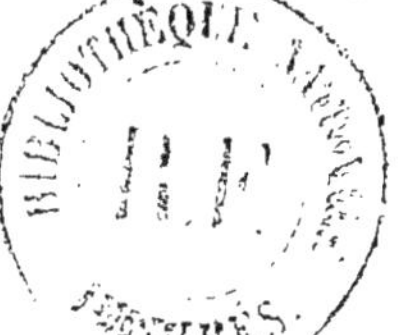

La prédisposition à la réaction est créée par une impression de froid suffisamment intense. La qualification « suffisamment intense » est vague; malheureusement, il n'est pas possible d'en donner de plus précise. L'intensité de l'action du froid, capable de créer cet état, intensité qui est fonction de la violence et de la durée du froid, varie avec chaque sujet, à cause des particularités de la constitution individuelle. Tout ce qu'on peut dire, c'est que le froid produit cette prédisposition d'autant plus facilement que son action est plus intense.

La tendance à la réaction a une intensité variable suivant les cas; toutes autres choses égales d'ailleurs, cette intensité est proportionnelle à l'intensité du froid causal. Mais ici encore intervient le facteur constitution individuelle, qui crée des différences chez les divers sujets.

La prédisposition existe dans tout ou partie de l'organisme, suivant que tout ou partie a été impressionné par le froid.

La tendance à la réaction existe toujours dans les parties qui ont été le siège d'accidents directs sans avoir été frappés de mort par ces accidents; mais cette prédisposition existe souvent sans accident direct préalable, ainsi qu'on l'a vu dans les faits rapportés par Larrey et précédemment cités. Dans le cas d'absence d'accident direct préalable, on ne sait jamais avec certitude si la tendance à la réaction existe ou non; on n'a que des présomptions plus ou moins fortes, suivant l'intensité de l'action du froid.

RÉACTION. — La réaction existe à des degrés très divers comme intensité. Sauf indication contraire, la réaction dont il sera question ici sera la réaction violente, susceptible de causer des lésions.

La réaction consiste en troubles qui paraissent, à en juger par les signes les plus apparents, causés par une congestion active. Quelle est exactement la physiologie pathologique de la réaction et de l'état de prédisposition à la réaction ?

La réaction a été considérée comme un cas particulier de la loi générale, d'après laquelle, à la vaso-constriction produite par l'excitation des nerfs vaso-moteurs, succède une vaso-dilatation paralytique. D'après cette théorie, à la vaso-constriction produite par le froid, succéderait une vaso-dilatation paralytique quand l'action du froid cesse; la tendance à la réaction serait constituée par cette vaso-constriction. Sans dénier un rôle important aux troubles vaso-moteurs, il nous paraît difficile de ramener la tendance à la réaction et la réaction, à de simples phénomènes de vaso-constriction et de vaso-dilatation. En effet, en dépouillant certaines obser-

vations de Larrey, on constate que les hommes qui ont été
atteints d'accidents réactionnels, n'ont pas toujours éprouvé,
sous l'influence du froid prédisposant, de sensation pénible.
Dans la relation des accidents réactionnels qui se déclarèrent
après la bataille d'Eylau, on lit ceci :

« Tous les malades me déclarèrent qu'ils n'avaient éprouvé
aucun sentiment pénible pendant le froid rigoureux qu'ils
avaient eu à supporter au bivouac les 5, 6, 7, 8 et 9 février,
et que ce ne fut que dans celle du 10, époque où la température s'était élevée de 18 à 20 degrés (Réaumur), qu'ils s'aper-
çurent des premiers effets de la congélation. »

Dans ce cas, la vaso-constriction, si elle exista, ne dut pas
être prononcée, puisqu'elle ne donna lieu à aucun sentiment
pénible. Il paraît difficile qu'une vaso-constriction si peu
prononcée puisse, à elle seule, déterminer consécutivement
une vaso-dilatation capable de produire les gangrènes qui se
produisirent dans ce cas. Quels sont les autres phénomènes
physiologiques qui existeraient en plus des troubles vaso-
moteurs ? Nous ne le savons pas exactement. Mais on peut
penser que l'action du froid a créé des altérations dans la
nutrition des tissus.

Le relèvement marqué de la température est la condition
sine qua non de la réaction. Mais toutes les causes qui exci-
tent la vitalité des tissus, aident le développement de la réaction.

De combien de degrés doit être l'écart de température pour
que la réaction se développe ? L'écart nécessaire varie avec les
sujets. Il est sans doute d'autant moindre que l'intensité de
la tendance à la réaction est plus forte. Mais les particularités des constitutions individuelles empêchent toute prévision
précise. On se rappellera que la température susceptible de
provoquer la réaction est d'autant plus basse, que l'action
de froid a été plus intense et que, dans le cas des soldats
d'Eylau, une température de $+ 6^a$ a suffi pour déterminer
une réaction suivie de gangrène.

La réaction est d'intensité variable, suivant les cas. Son
intensité est proportionnelle, toutes choses égales d'ailleurs,
à l'intensité de la prédisposition et à l'intensité des causes
excitatrices, notamment de l'élévation de la température.
Mais la constitution individuelle intervient ici encore pour
créer des différences suivant les sujets.

Si la chaleur a le pouvoir de développer la réaction, par
contre, le foid a le pouvoir de modérer et parfois de prévenir la réaction.

Cette propriété du froid en fera la base du traitement des
accidents réactionnels.

Quand existent des accidents directs, le rétablissement de la vie ne se fait qu'avec réaction. Quand la prédisposition existe en l'absence d'accidents directs, la réaction n'est pas fatale; elle peut être prévenue par une température convenable.

La réaction légère évolue sans causer d'effet nuisible; la congestion légère qu'elle produit, ne détermine que des troubles légers qui ne méritent, ni ne portent le nom d'accidents; après leur disparition, le retour à l'état normal est complet.

La réaction violente s'accompagne d'une congestion intense et est susceptible de produire des accidents. Les accidents paraissent être dus à la congestion réactionnelle.

Cette congestion réactionnelle, quand elle siège dans les viscères importants (cerveau, poumons), peut compromettre ou abolir la vie par le seul fait de son existence et en l'absence de toute lésion. Cette congestion peut aussi produire des lésions qui sont capables de compromettre ou d'abolir soit la vie générale, soit la vie d'une partie périphérique. Les lésions réactionnelles sont produites uniquement par la congestion réactionnelle, d'après les classiques.

Dès qu'on constatera les signes de la réaction à un degré susceptible de produire des lésions, il y aura lieu d'appliquer un traitement. Ce faisant, on préviendra peut-être les lésions ou sinon on en arrêtera le développement. Donc, ici encore, il y a lieu de distinguer les accidents-troubles fonctionnels, des accidents-lésions.

La physiologie pathologique des lésions réactionnelles paraît être la suivante. D'abord, s'établit un œdème et une diapédèse d'intensité proportionnelle à la congestion. Si celle-ci augmente, des ruptures des petits vaisseaux se produisent, qui donnent lieu à des hémorragies intersticielles et à des thrombus. Ces thrombus ont pour effet immédiat de gêner ou même d'arrêter la circulation, et pour effet plus éloigné de constituer un foyer d'irritation. Si l'arrêt de la circulation déterminé par les thrombus est complet, la mort et la gangrène se produisent. Si l'arrêt de la circulation est incomplet, la guérison survient à des degrés variables. Quand les thrombus siègent dans les *vasa nervorum*, ils ont des effets encore plus complexes. Outre les effets nuisibles qui viennent d'être signalés, ils ont pour résultat de troubler ou même de suspendre les fonctions de ces nerfs et notamment leurs propriétés régulatrices sur la circulation et la nutrition. Le retour d'une circulation et d'une nutrition normales peut devenir ainsi impossible.

Les accidents par réaction se manifestent par des symptômes variables, suivant la nature des parties atteintes, et qui seront exposés en temps utile.

Il serait très utile pour la pratique de savoir à l'avance si, dans un cas donné d'exposition au froid, des accidents réactionnels peuvent se développer. Malheureusement, en l'absence d'accident direct préalable, cette prévision est rendu singulièrement difficile par la variabilité des conditions étiologiques, variabilité qui provient des particularités constitutionnelles des sujets. Pour que cette prévision fût possible, il faudrait que dans chaque cas on pût déterminer d'abord si la prédisposition à la réaction existe à un degré dangereux, et ensuite, dans l'affirmative, à quel degré thermométrique commence la température capable de développer la réaction dangereuse. Or, on a vu que ces déterminations ne peuvent pas être faites d'une façon précise parce qu'elles varient pour chaque sujet.

L'existence d'une prédisposition à la réaction dangereuse ne peut être affirmée que quand existent des accidents directs préalables. En pareil cas, une réaction susceptible de causer des accidents, se produira toujours si les circonstances sont favorables à son développement.

En l'absence d'accident direct, l'existence d'une tendance à la réaction d'intensité dangereuse, ne pourra qu'être présumée; tout ce que l'on pourra dire, c'est que son existence est d'autant plus probable que l'action du froid a été plus forte.

Par suite des incertitudes de leur étiologie, des réactions violentes suivies d'accidents peuvent se développer sans que les sujets les croient possibles et sans que, par suite de cet état d'esprit, ils attachent à ces troubles l'importance qu'ils ont. Cette possibilité de réaction dangereuse inattendue, ne devra pas être perdue de vue pour l'organisation de la prophylaxie et du traitement.

Quand ces réactions dangereuses surviennent pendant le sommeil profond qui suit une journée de fatigue écrasante, comme cela arrive souvent dans le milieu militaire, il pourra arriver que les sujets ne se rendent pas compte à temps de la gravité de leur état.

On voit combien d'incertitudes peuvent se rencontrer pour la prévision de ces accidents. On verra plus loin qu'il peut s'en présenter aussi pour l'appréciation de leurs symptômes. Toutes ces incertitudes retentissent fâcheusement sur la prophylaxie et le traitement.

Nous allons décrire successivement les accidents réactionnels locaux et les accidents réactionnels généraux.

Accidents réactionnels locaux.

Les accidents par réaction locaux sont ceux produits par une réaction locale, c'est-à-dire siégeant dans les parties périphériques. Pour bien les comprendre, il convient d'étudier la réaction locale dans tous ses degrés.

La réaction locale à l'étiologie, la pathogénie et la physiologie pathologique indiquées aux généralités sur la réaction.

La congestion est le phénomène dominant, sinon unique, de la réaction locale; l'intensité de la seconde est parallèle à celle de la première, et c'est par l'intensité de la congestion que s'apprécie l'intensité de la réaction. Comme celle-ci siège dans les parties superficielles, ce seront les signes directs de la congestion qui serviront à reconnaître et à apprécier la réaction.

L'intensité de la réaction locale et de la congestion est très variable. Elle va d'un minimum inoffensif à un maximum qui cause des lésions. Entre ces points extrêmes, on trouve tous les intermédiaires.

A son degré le plus faible, la réaction locale consiste dans le léger afflux sanguin qui se manifeste par cette sensation de chaleur agréable et cette rougeur qu'on éprouve si souvent après l'action d'un froid un peu vif. A un degré plus élevé, à la chaleur et à la rougeur s'ajoute la douleur : tout le monde a également éprouvé ces fourmillements douloureux s'accompagnant de chaleur et de rougeur qui suivent une action de froid un peu forte, sur les pieds ou sur les mains par exemple.

Enfin, à un degré encore plus élevé, à la chaleur, à la rougeur et à la douleur s'ajoute de la tuméfaction. Ce dernier degré de réaction, quand il est prononcé, produit des lésions.

Ces derniers troubles fonctionnels, conséquence directe de la congestion réactionnelle assez intense pour produire des lésions, sont des accidents, car ils comportent évidemment un traitement. Dans les accidents réactionnels locaux, on aura donc les accidents-troubles fonctionnels et les accidents-lésions.

Troubles fonctionnels. — Ces troubles fonctionnels sont les phénomènes directs d'une congestion réactionnelle d'intensité telle, qu'elle peut produire des lésions. Ces signes de réaction dangereuse sont au nombre de quatre : la rougeur, la chaleur très forte, la douleur très vive et la tuméfaction. Les parties en état de réaction dangereuse sont rouges, très chaudes, très douloureuses et tuméfiées.

Quand ces quatre signes sont bien accusés, il est facile d'affirmer qu'on se trouve en face d'un accident. La tuméfaction, quand elle sera bien accusée, sera le signe le plus certain du caractère nocif de la réaction. Mais, entre la réaction inoffensive et la réaction nocive existent tous les degrés, et à la limite inférieure de la réaction nocive, il pourra être difficile de décider si ce que l'on constate, mérite ou non la désignation d'accident, comporte ou non un traitement. Dans ces cas douteux, on se basera, pour le diagnostic, non seulement sur les symptômes actuels, mais encore sur l'intensité de l'action du froid antérieur et sur la rapidité du développement de ces accidents. Plus l'action du froid antérieur aura été forte et prolongée, plus le développement des accidents actuels aura été rapide, et plus il est à craindre que la réaction ne soit nocive, sinon à l'instant actuel, du moins un peu plus tard. Si néanmoins le doute persiste, on admettra l'hypothèse la plus sûre pour le sujet, celle de la réalité du danger.

Les quatre signes de la réaction dangereuse ne sont pas tous également faciles à découvrir. La rougeur et la tuméfaction peuvent passer inaperçues, même pour le sujet, si la partie atteinte est recouverte d'un vêtement ou est très sale. La forte chaleur et la violente douleur sont les meilleurs signes. La douleur est toujours perçue par le sujet. La chaleur peut passer inaperçue dans quelques rares circonstances, quand par exemple la réaction nocive siège aux pieds et que ceux-ci sont dans un milieu froid, dans la neige fondante, comme cela arrive aux soldats en campagne. Dans le fait des soldats d'Eylau déjà cité, Larrey, qui cependant rapporte en détail les troubles présentés par les victimes, ne mentionne pas la chaleur.

Les signes de la réaction violente ressemblent beaucoup à ceux de l'inflammation. On diagnostiquera différentiellement la réaction par les particularités suivantes. Il y aura eu une impression antérieure de froid intense. La chaleur aura été d'emblée plus forte, la rougeur est généralement moins vive que dans l'inflammation. La douleur prend au début la forme d'un fourmillement douloureux au lieu d'être lancinante comme dans l'inflammation. L'évolution de la réaction est plus rapide.

Dans le cas d'accidents directs préalables, le siège de la réaction dangereuse dans la partie atteinte varie suivant le degré de ces accidents. Quand les accidents directs n'ont pas tué des tissus, la réaction siège dans toute l'étendue de la partie congelée. S'il y a eu mortification des tissus, la réaction siège dans la zone voisine de la partie mortifiée.

Lésions. — La gravité des lésions est variable; les altérations des éléments des tissus sont plus ou moins intenses; tantôt elles sont curables, tantôt elles tuent les tissus.

La profondeur des lésions est variable également; tantôt les couches superficielles seules sont atteintes; tantôt la partie est lésée dans toute son épaisseur, et tantôt enfin existe un des intermédiaires possibles entre ces deux extrêmes.

Quand une partie périphérique vient de subir une réaction violente qui n'a pas causé des lésions, elle est rouge, tuméfiée, mais conserve ses fonctions de relation : sensibilité et motilité. Quand la réaction a produit des lésions, les caractères de la partie immédiatement après la réaction, sont différents. La couleur est d'un rouge de nuance noirâtre; cette nuance noirâtre est plus ou moins accusée et peut même devenir dominante. La tuméfaction est plus forte qu'en l'absence de lésions. La peau présente un nombre variable de phlyctènes remplis d'une sérosité noirâtre. Les fonctions de relations : motilité et sensibilité, sont toujours diminuées et peuvent même être complètement supprimées. Ces signes sont ceux des lésions humides consécutives à la congélation. Mais ici la chaleur existe toujours immédiatement après la réaction, même dans le cas de lésions mortifiantes étendues, puisque, par définition, la chaleur fait partie des phénomènes de la réaction.

Comme pour les lésions par congélation, la gravité des lésions réactionnelles est habituellement proportionnelle au degré des modifications que la réaction a produites dans les parties atteintes, c'est-à-dire au degré de la tuméfaction, de la nuance noirâtre, de la diminution de la sensibilité et de la motilité, au nombre des phlyctènes. Cependant, ici encore, il n'y a pas un parallélisme complet entre la gravité des lésions et l'intensité des modifications. Dans des cas observés personnellement, des escharres post-réactionnelles survenues dans divers points des pieds, n'ont pas été toujours d'une étendue proportionnelle à l'intensité des modifications; et des parties ont été indemnes d'escharres, qui ne différaient en rien, au point de vue de ces modifications, d'autres parties qui ont eu des escharres.

L'absence complète de la sensibilité et de la motilité immédiatement après la réaction, ne signifie pas ici non plus que les tissus sont morts : ces fonctions peuvent réapparaître plus tard.

Le retour de la vie se fait comme dans les lésions par congélation. Le premier signe du retour à la vie normale, est la réapparition de la sensibilité, qui se fait de proche en proche en partant des parties saines. Ici aussi, son degré de finesse est le thermomètre du rétablissement de l'état normal. Dans des cas observés personnellement, le retour de la sensibilité s'est fait au bout d'un temps variant de dix-huit à vingt-quatre heures.

L'évolution des lésions après la réaction, la guérison ou la gangrène ont la même marche que dans les lésions par congélation.

Pour tous les points communs, nous renvoyons à la description des lésions par congélation.

Les accidents réactionnels des pieds, sans congélation préalable, étant la froidure la plus fréquente dans le milieu militaire en général et dans le milieu alpin en particulier, nous croyons utile d'exposer, d'après un certain nombre de cas observés par nous, la marche habituelle, dans nos climats, de ces accidents. Peu de temps après l'arrivée au cantonnement, le soir ,le soldat commence à éprouver dans les pieds des fourmillements douloureux accompagnés de chaleur. Cette douleur et cette chaleur augmentent progressivement; elles réveillent le sujet s'il est endormi; elles l'empêchent de dormir si elles ont commencé avant le sommeil; elles déterminent habituellement l'homme à enlever ses chaussures pour mettre ses pieds nus à l'air. La douleur violente accompagnée de forte chaleur, tient l'homme éveillé toute la nuit, même quand la fatigue de la journée a été écrasante. Sur le matin, la douleur et la chaleur s'atténuent un peu et permettent la somnolence plutôt qu'un vrai sommeil. C'est qu'alors la réaction s'est calmée et que les lésions sont constituées. Enfin, en se levant, l'homme constate que ses pieds et surtout ses orteils, sont insensibles et noirâtres dans une étendue variable.

Mais parfois le développement du sphacèle est beaucoup plus rapide, quand l'action du froid a été très intense. Témoin le fait suivant rapporté par Larrey dans le récit de la campagne d'Espagne :

« L'un des soldats de notre ambulance, ayant eu la main droite saisie par le froid en gravissant la montagne, se présenta précipitamment au feu d'un bivouac et fit chauffer sa main de très près; au même instant elle s'enfla prodigieusement et à l'instar de la pâte que l'on met dans un four très chaud. Lorsqu'il rejoignit l'ambulance, quelques heures après, sa main se trouva totalement sphacélée; il fallut en faire l'extirpation à l'articulation radio-carpienne. »

Accidents réactionnels généraux.

Les accidents réactionnels généraux sont ceux produits par une réaction vive siégeant dans les organes internes importants : les centres nerveux, l'appareil respiratoire. S'il n'est pas le siège d'une congestion réactionnelle, l'appareil circulatoire est troublé secondairement par les troubles nerveux et par l'engorgement sanguin pulmonaire. Les fonctions nerveuses, respiratoire et circulatoire, étant indispensables à la vie générale du corps, celle-ci est plus ou moins compromise et la mort peut même survenir, suivant le degré de gravité des troubles.

Ici, la congestion réactionnelle ne se révèle pas par ses signes directs, puisqu'elle siège profondément. Elle se révèle par les troubles secondaires qu'elle apporte au fonctionnement des viscères où elle siège. Ce sont ces troubles secondaires des fonctions des centres nerveux, de l'appareil respiratoire et de l'appareil circulatoire, qui constituent les accidents.

Ces accidents sont peu fréquents dans nos climats.

D'après les documents assez rares qu'on possède sur cette sorte d'accidents, ceux-ci consistent, dans leur forme habituelle, en troubles semblables à ceux produits par une violente congestion cérébrale et pulmonaire.

« L'individu, dit Larrey, était tout à coup suffoqué par une sorte de turgescence, qui paraissait s'emparer du système pulmonaire et cérébral; il périssait comme dans l'asphyxie. »

La marche des accidents est rapide dans ces cas. Mais elle l'est parfois davantage. « On a vu des individus tomber râides morts dans les feux des bivouacs », ajoute Larrey un peu plus loin. La congestion réactionnelle est-elle l'unique cause de ces troubles? Certains observateurs ayant constaté un excès de gaz et notamment d'acide carbonique dans le sang des refroidis, on fait jouer un rôle à ces gaz. Ces gaz formeraient des embolies gazeuses ou provoqueraient la formation de caillots microscopiques.

Au point de vue clinique, le rôle des lésions viscérales dans ces accidents généraux est peu intéressant. Quand ces lésions sont un peu étendues, la mort survient; on n'a donc guère à s'en occuper.

CHAPITRE II

PROPHYLAXIE DES ACCIDENTS RÉACTIONNELS

On préviendra les accidents réactionnels en évitant leur cause prédisposante, le froid violent, et leur cause déterminante, une température trop élevée.

La cause prédisposante, le froid, sera évitée par l'emploi des mesures indiquées dans la prophylaxie des accidents directs.

La cause déterminante, la température trop élevée, ne sera pas toujours facile à éviter. Ce n'est pas que les mesures à prendre soient difficiles, mais c'est que parfois on ne saura pas s'il y a lieu d'éviter une température trop élevée, et c'est que toujours on ignorera à quel degré thermométrique commence cette température trop élevée.

On a vu, en effet, combien d'incertitudes on trouve pour la prévision des accidents réactionnels : incertitude pour savoir si la prédisposition à la réaction nocive existe, incertitude pour savoir où commence la température capable d'imprimer à la réaction une intensité dangereuse. Et, comme il n'est pas possible de soumettre aux désagréments des mesures prophylactiques rigoureuses, toutes les personnes qui ont été exposées à un froid un peu vif, on sera assez souvent embarrassé.

On sait cependant que la chaleur est toujours dangereuse. Les effets de la chaleur dans le cas de prédisposition à la réaction nocive, sont terribles. Un certain nombre des faits déjà cités le prouvent. L'extrait suivant des *Mémoires* de Larrey est encore une confirmation saisissante de ce danger.

« Malheur à l'homme engourdi par le froid et chez qui les fonctions animales étaient près de s'anéantir, chez qui surtout la sensibilité extérieure était éteinte, s'il entrait subitement dans une chambre trop chaude ou s'il s'approchait trop près d'un grand feu de bivouac. Les parties saillantes, engourdies ou gelées et éloignées du centre de la circulation, étaient frappées de gangrène qui se manifestait à l'instant même et se développait avec une telle rapidité que ses progrès étaient sensibles à l'œil nu; ou bien l'individu était tout à coup suffoqué par une sorte de turgescence qui paraissait s'emparer du système pulmonaire et cérébral. Il périssait comme dans l'asphyxie. C'est ce qui arriva au pharmacien en chef de la garde, M. Sureau, qui était arrivé à Kowno sans accidents; seulement ses forces s'étaient affaiblies par le fait de l'abstinence. On lui offrit une chambre très chaude dans la pharmacie de l'hôpital. A peine eut-il passé quelques heures dans cette atmosphère nouvelle pour lui, que ses membres, qu'il ne sentait plus, se tuméfièrent, se boursouflèrent et bientôt après, il expira dans les bras de son fils et d'un de ses collaborateurs sans pouvoir prononcer une parole. On a vu des individus tomber roides morts dans les feux du bivouac. Tous ceux qui s'en approchaient d'assez près pour s'y chauffer les pieds et les mains gelés, étaient frappés de gangrène dans tous les points où le froid avait anéanti les propriétés vitales. »

La méconnaissance du rôle de la chaleur ou des températures relativement élevées dans les accidents consécutifs au froid, sera encore une pierre d'achoppement pour la prophylaxie.

Voyons quels sont les cas dans lesquels la prophylaxie thermique devra être appliquée, comment on les reconnaîtra et quelles sont les mesures à prendre dans chaque cas.

La prophylaxie thermique doit être appliquée dans trois cas :

1° L'existence d'une prédisposition réactionnelle très forte est possible ou probable, mais non certaine. C'est ce qui a lieu quand les accidents directs préalables font défaut, après une action intense du froid;

2° L'existence d'une prédisposition réactionnelle intense est certaine. C'est ce qui arrive quand il y a des accidents directs préalables, soit locaux, soit généraux.

Les accidents directs locaux seront la période de troubles fonctionnels de la congélation; elle sera révélée par la froideur, la pâleur et l'insensibilité de la partie. Les accidents généraux directs seront les troubles nerveux, respiratoires ou circulatoires précédemment indiqués et facilement reconnaissables;

3° Une réaction d'intensité modérée et non nocive est en cours d'évolution. Une partie périphérique du corps en état de réaction inoffensive présente les caractères suivants : elle est rouge, chaude, un peu douloureuse, mais non tuméfiée. Ce troisième cas n'existe que pour la réaction locale, la réaction générale étant toujours nocive.

Pour reconnaître les deux dernières sortes de cas, il n'y a aucune difficulté. La première sorte sera généralement d'une appréciation difficile. On a vu, en effet, que l'impression du froid susceptible de produire une prédisposition réactionnelle dangereuse, varie avec chaque sujet.

Toutefois, voici les règles pouvant être suivies. En ce qui concerne les parties périphériques, on admettra l'existence d'une prédisposition d'intensité dangereuse quand l'impression du froid aura produit à un degré marqué, d'abord la douleur et puis l'anesthésie. Pour les viscères internes, on admettra l'existence de la prédisposition, dès que le froid aura provoqué quelques troubles généraux, même légers : forte sensation de fatigue disproportionnée avec le travail accompli, gêne de la respiration. En cas de doute, prendre toujours le parti le plus prudent, c'est-à-dire appliquer la prophylaxie.

Les mesures à prendre dans les divers cas sont les suivantes.

Dans le premier cas, — prédisposition existant sans accidents directs, — le refroidi évitera soigneusement toute chaleur. Il faudra se défier de toutes les sources de chaleur, même la chaleur animale des hommes eux-mêmes, s'ils sont serrés dans leur logement. Dans un fait observé par nous, des réactions suivies d'accidents ont été provoquées par la température qu'a développée dans la chambre, la chaleur animale d'un détachement de soldats qui étaient un peu entassés, il est vrai. On devra éviter de se chauffer aux feux de bivouac; il pourra être utile de mettre devant ces feux des sentinelles. On devra éviter d'entrer dans des chambres chaudes. Mais on a vu qu'il y a lieu de se défier, non seulement de la chaleur, mais encore des températures inférieures à la température dite chaude. Il est malheureusement impossible de déterminer d'une façon précise à quel degré thermométrique commence, dans un cas donné, la température où le sujet refroidi peut séjourner sans danger. Tout ce qu'on peut dire, c'est que plus l'impression de froid a été forte et prolongée, plus la température dangereuse se rapproche de 0°. On se rappellera que, dans le cas des soldats d'Eylau, une température de $+ 6°$ a suffi pour déterminer une réaction nocive.

Les sujets en danger de réaction violente resteront donc dans une atmosphère fraîche ou froide, sans que cependant la température de cette atmosphère soit infé-

rieure à 0°. Des précautions convenables seront prises
pour qu'ils ne souffrent pas de cette température. S'ils
ne sont pas couchés, ils seront suffisamment vêtus; si
on les fait coucher, on les couvrira, mais assez légèrement toutefois pour que l'accumulation de leur propre
chaleur animale ne soit pas une cause de réaction. S'il
y a des raisons de croire que certaines parties périphériques du corps sont menacées de réaction locale, ces parties devront être laissées nues à l'air ou très peu cou-
vertes. Ce ne sera que peu à peu que la chambre pourra
être réchauffée. Les sujets refroidis ne pourront s'exposer à la chaleur qu'après un temps assez long qu'il est
impossible de préciser. L'exposition à la chaleur ne
devra se faire que graduellement. La surveillance et les
précautions à prendre devront être d'autant plus grandes
que l'impression de froid aura été plus intense. Il faut
néanmoins réchauffer les refroidis, mais par la stimulation de la calorification naturelle, déjà indiquée, et non
par l'apport de chaleur extérieure.

Dans le deuxième cas (prédisposition dangereuse certaine, accidents directs préalables), les précautions sont
de même nature; seulement elles devront être encore
plus rigoureuses parce que la prédisposition est plus
forte et que la réaction est fatale. Les refroidis ne pourront s'exposer à la chaleur qu'après disparition complète
de tout trouble.

Dans le troisième cas (réaction d'intensité modérée
en cours d'évolution), on emploie les mesures précédentes
et de plus, si ces mesures sont insuffisantes, on fait les
applications froides décrites pour le traitement de la
réaction. Redoubler de précautions pour les réactions
succédant à une action intense de froid ou ayant eu une
évolution rapide. Si, après l'arrivée au gîte, on sent dans
une partie du corps, aux pieds par exemple, une forte
chaleur avec des chatouillements douloureux, ne pas

hésiter de s'arracher au bien-être du gîte, et appliquer immédiatement la prophylaxie. Dans le milieu militaire, faire des théories aux hommes pour leur apprendre la signification de ces sensations et la nécessité d'enrayer la réaction.

Les frictions employées dans le traitement des accidents directs, étant aussi un stimulant de la vie, il conviendra de ne les appliquer qu'avec juste mesure.

CHAPITRE III

TRAITEMENT DES ACCIDENTS RÉACTIONNELS

Le traitement vraiment spécial des accidents réactionnels, celui des troubles fonctionnels, variera comme
moyens suivant que les troubles seront locaux ou généraux. Mais il aura toujours même but, la sédation de la
congestion réactionnelle. Le traitement des lésions, qui
est le traitement banal des lésions de toute origine, ten-
dra à faciliter le retour de la vie normale dans les tissus
altérés; ce traitement ne trouve son application que
dans les accidents locaux : les lésions viscérales entraî-
nent la mort dès qu'elles sont un peu étendues.

Dans certains des faits empruntés à Larrey, on a vu
que l'évolution des accidents a été si rapide que tout
traitement eût été impossible. Mais, heureusement, une
pareille rapidité n'est pas la règle et d'habitude on a
le temps d'intervenir.

Les sujets atteints d'accidents réactionnels ne com-
prennent pas toujours la signification et la gravité de
leur état. D'abord, l'étiologie de ces accidents étant très
variable, les sujets peuvent s'en croire à l'abri. Ensuite ces accidents sont peu connus. On préviendra les
fâcheux effets de cette ignorance en éclairant les personnes exposées aux accidents réactionnels.

On a vu encore que les accidents réactionnels peuvent se développer pendant le sommeil des sujets, alors
que ceux-ci n'ont pas tout l'éveil intellectuel nécessaire
pour apprécier leur état. Dans le milieu militaire, les
accidents réactionnels se développent souvent le soir

après l'arrivée à l'étape, par suite de la chaleur du cantonnement, à un moment où l'homme, harassé par la fatigue quelquefois écrasante de la journée, est plongé dans un profond sommeil. Nous avons personnellement observé plusieurs cas survenus dans ces conditions et qui auraient pu être évités si les sujets n'avaient pas été endormis au moment de leur développement. Pour déterminer les hommes à secouer en pareil cas la torpeur naturelle résultant de la fatigue et du sommeil, on leur montrera tous les dangers d'une réaction abandonnée à elle-même.

Traitement des accidents réactionnels locaux.

Traitement des troubles fonctionnels. — Ce traitement, cependant si important, est omis dans les auteurs didactiques.

La réaction consistant en un retour trop violent à la vie avec congestion intense, le traitement aura pour but de modérer ce retour à la vie et de calmer la congestion réactionnelle. Le froid sera l'agent du traitement. Le froid est un excellent vaso-constricteur et un puissant modérateur des phénomènes vitaux. Et, comme il peut être mis en contact immédiat avec les parties périphériques en réaction où la vaso-dilatation et les phénomènes vitaux sont excessifs, il constituera un moyen anti-réactionnel très efficace.

Les moyens de réfrigération à employer contre une réaction locale dangereuse, sont de deux ordres : les uns négatifs, les autres positifs.

Les moyens négatifs consistent à éviter non seulement la chaleur, mais encore une température trop élevée. Les mesures à prendre sont celles indiquées pour la prophylaxie.

Les moyens de réfrigération positifs consistent à faire séjourner le sujet dans une atmosphère froide et à faire, sur les parties en réaction, des applications locales de substances froides.

La manière de réaliser le séjour dans une atmosphère froide a été indiquée dans la prophylaxie.

Les applications locales froides consisteront dans les moyens énumérés ci-après dans un ordre d'énergie croissante : application d'eau froide, bains d'eau froide, application de glace ou de neige. L'exécution de ces diverses mesures est très simple et ne demande pas d'explication.

Le traitement sera indiqué :

1° Dans les cas de réaction à intensité actuellement offensive pour les tissus;

2° Dans les cas de réaction à intensité telle que sa nocivité est possible quoique douteuse.

La réaction d'une intensité violente, actuellement offensive pour les tissus, sera facilement reconnue. La douleur et la chaleur sont très fortes, les parties atteintes sont tuméfiées et rouges. En pareil cas, l'indication du traitement est nette.

Mais, dans les cas de réaction un peu moins forte, il pourra être difficile de savoir s'il y a lieu d'appliquer le traitement. On a vu, en effet, qu'il n'existe pas de repère indiquant à quel degré précis d'intensité la réaction commence à devenir offensive pour les tissus. Une réaction à nocivité douteuse sera jugée exiger néanmoins l'application du traitement, si elle présente les caractères suivants : douleur et chaleur plus fortes que celles éprouvées ordinairement après une impression assez vive de froid, et surtout tuméfaction même légère de la partie en réaction.

Sauf dans les cas de réaction violente, les indications du traitement de la réaction seront donc d'une appréciation délicate. Et comme, d'une part, on ne peut attendre, pour appliquer le traitement, que la réaction soit devenue nettement violente, car alors les lésions pourraient être réalisées, et que, d'autre part, on ne peut soumettre au désagrément du traitement toutes les personnes ayant une réaction, on sera assez souvent embrarrassé pour prendre une décision. Il vaudra mieux toujours adopter la conduite la plus prudente, et appliquer le traitement.

L'énergie des moyens de réfrigérations employés sera proportionnée à l'intensité de la réaction. Dans les cas de la réaction violente actuellement offensive pour les tissus, on fera des applications locales froides les plus énergiques, savoir : celles de glace ou de neige. Quand la réaction sera atténuée, aux applications précédentes on fera succéder des applications d'eau froide sous forme de compresses mouillées ou de bains. Ces derniers moyens, à leur tour, seront cessés quand la réaction aura une intensité modérée; à ce moment, on se contentera de faire séjourner le sujet dans une atmosphère froide.

La réaction à effets nocifs douteux sera combattue par le même traitement, seulement l'application de la neige ou de la glace n'aura généralement pas été prolongée aussi longtemps.

Quelle que soit la réaction, les sujets ne devront être mis dans une atmosphère chaude que quand l'état normal aura été rétabli depuis un temps assez long. S'ils sont couchés dans un lit, ils devront avoir les parties en réaction exposées nues à l'air, en dehors des couvertures.

Traitement des lésions. — On a vu que les lésions par réaction étaient semblables, au point de vue des symptômes, aux lésions humides qui suivent la congélation, après rétablissement de la vie. Le traitement des lésions par réaction sera aussi le même, soit comme but, soit comme moyens, que celui des lésions par congélation. Toutes les considérations qui s'appliquent aux unes, s'appliquent aux autres. Nous renvoyons donc au traitement des lésions par congélation.

Traitement des accidents réactionnels généraux.

Pour déterminer le but que devra viser le traitement des accidents réactionnels généraux, il convient de rappeler la pathogénie de ces accidents. Une congestion réactionnelle se développe dans les viscères importants et cette congestion cause des troubles secondaires dans les fonctions des centres nerveux, de l'appareil respiratoire, de l'appareil circulatoire. Le traitement devra donc viser d'abord la congestion réactionnelle, trouble primitif. Mais si les troubles fonctionnels secondaires mettent la vie en danger, il faudra leur appliquer un traitement particulier, indépendant du traitement direct de la réaction.

La réaction de l'axe cérébro-spinal et des poumons sera traitée par la suppression de la température excitatrice et par les moyens anti-congestifs.

On commencera donc par soustraire le malade à la température trop élevée nuisible et on le mettra dans une atmosphère froide; on le couvrira légèrement, mais suffisamment pour qu'il ne souffre pas du froid.

La congestion réactionnelle sera combattue par la vaso-constriction, la dérivation et la révulsion. On fera des enveloppements froids du thorax et des applications froides (si possible, de glace) sur la tête. On pratiquera la révulsion cutanée au moyen de larges sinapismes et de ventouses.

En cas d'insuffisance des moyens précédents, il y aurait lieu de faire de la révulsion intestinale au moyen de purgatifs drastiques, d'appliquer des sangsues aux mastoïdes et même de faire une saignée générale qui pourra être répétée au besoin.

Le traitement direct des troubles nerveux, respiratoires et

circulatoires n'a rien de spécial comme moyens. La dyspnée sera combattue par la position assise, les inhalations d'oxygène. L'asthénie cardiaque sera traitée dans ses degrés légers par l'alcool à petites doses, par le café, par les stimulants et, dans ses degrés plus graves, par les injections hypodermiques d'éther, de caféine, d'huile camphrée, etc.

La dépression nerveuse sera justiciable des mêmes moyens que l'asthénie cardiaque.

Si l'état comateux se produisait et n'était pas jugé irrémédiable, on mettrait en œuvre le traitement décrit précédemment pour l'asphyxie par le froid.

L'application du traitement sera indiquée par les troubles généraux les plus légers : vertiges, tendances syncopales, dyspnée survenant chez les personnes qui passent d'un froid vif et prolongé dans un milieu relativement chaud On commencera par le séjour dans une atmosphère froide qui pourra suffire si les troubles sont légers. Si ce moyen ne suffit pas, on passera à d'autres moyens en choisissant ceux d'énergie proportionnée aux accidents.

Dans le cas où les accidents réactionnels généraux non suivis de mort laisseraient des lésions viscérales à leur suite, ces lésions seraient traitées par les moyens communs à ces lésions, quelle que soit leur origine.

Résumé des accidents réactionnels.

DESCRIPTION

Les accidents réactionnels sont ceux qui se produisent quand, à l'action d'un froid violent, succède immédiatement l'action d'une température notablement supérieure. Il se produit alors des troubles physiologiques qui portent le nom de réaction, troubles dont le plus important est une forte congestion, laquelle peut causer des lésions pouvant aller jusqu'à la gangrène.

Le froid a un rôle dans le développement de ces accidents, mais il n'a qu'un rôle de cause prédisposante; il ne suffit pas lui seul à les produire. Si la chaleur ou

une température notablement supérieure ne vient pas
agir immédiatement après, ces accidents ne se produisent pas. La chaleur ou une température relativement
élevée est aussi nécessaire que le froid.

Quoique très fréquents, — ce sont les plus fréquents
dans nos climats, — ces accidents sont méconnus en ce
sens que, souvent, on les attribue uniquement au froid
et qu'on ne voit pas le rôle nécessaire de la chaleur.
Cette méconnaissance est fâcheuse, parce qu'on ne fuit
pas assez la chaleur et qu'on subit ainsi des accidents
facilement évitables.

Les accidents réactionnels se développent non pendant l'exposition au froid comme les accidents directs;
mais quand le froid a cessé et quant au froid a succédé
la chaleur ou une température notablement supérieure.

Quand les conditions sont favorables à leur développement, ces accidents se produisent toujours s'il y a eu
des accidents directs. Mais ils se produisent aussi sans
accidents directs préalables. Dans ce dernier cas, on ne
sait jamais d'une façon certaine si la prédisposition
aux accidents réactionnels a été ou non créée par le
froid. Cependant, l'existence de cette prédisposition est
probable et une température relativement élevée est
à éviter, si l'action du froid a été intense.

Il n'est pas possible de savoir à l'avance de combien
de degrés doit être l'écart thermométrique entre le froid
et la température qui succède, pour que les accidents
réactionnels se produisent, parce que l'écart nécessaire
varie avec la constitution des sujets.

On sait cependant que la chaleur produit toujours ces
accidents quand la prédisposition existe. Les effets de
la chaleur sont quelquefois terribles, comme dans les
faits cités plus haut.

Mais la chaleur n'est pas nécessaire. Quand le froid
prédisposant a été très intense, une température assez

basse (+6° dans un cas cité par Larrey), peut suffire pour provoquer ces accidents.

Les accidents réactionnels sont soit locaux, soit généraux.

Accidents réactionnels locaux. — Sont très importants à connaître. Ce sont les accidents les plus fréquents dans nos climats; ils sont plus fréquents que la congélation.

Ces accidents sont d'abord constitués par une violente réaction et une forte congestion qui est le phénomène capital sinon unique de la réaction. Puis la congestion réactionnelle, si on la laisse évoluer, détermine des lésions.

A la période de la réaction, avant les lésions, les signes des accidents réactionnels sont les suivants : la partie en réaction est très chaude, très douloureuse, rouge et tuméfiée.

La réaction ne produit pas fatalement des lésions; elle peut, par des soins appropriés, être maintenue dans un degré modéré non nocif. Mais si elle cause des lésions, celles-ci se manifestent par les signes suivants : les parties chaudes et douloureuses sont d'une couleur rouge noirâtre ou même noire; elles sont tuméfiées et parsemées de cloches noires remplies de sérosité noirâtre ; la sensibilité et le mouvement sont diminués ou même abolis. Ces signes persistent assez longtemps après la fin de la réaction, sauf la douleur qui se modère et la chaleur exagérée qui fait place à la température normale du corps. Plus tard, les lésions évoluent comme celles de la congélation : elles sont suivies de gangrène plus ou moins importante, ou de guérison plus ou moins complète, suivant que les tissus ont été tués ou non.

Accidents réactionnels généraux. — Sont ceux pro-

duits par une réaction siégeant dans le cerveau, la
moelle épinière et les poumons. Ils consistent en étouffements et en troubles cérébraux habituellement dépressifs pouvant aller jusqu'à la mort. Ils sont le résultat de la congestion réactionnelle. Ces accidents sont
très rares dans nos climats.

PROPHYLAXIE

Il y aura lieu de l'appliquer :

1° Quand le danger est certain d'une réaction future
assez violente pour produire des lésions. C'est le cas
quand existent des accidents directs, une congélation
par exemple.

2° Quand le danger est possible quoique non certain.
C'est le cas après une impression longue et intense de
froid qui a produit aux pieds et aux mains, par exemple, une violente sensation de froid douloureuse et de
l'insensibilité.

3° Quand existe une réaction actuelle d'intensité modérée. Une pareille réaction se reconnaît à ce que la
partie qui en est le siège est rouge, chaude, un peu
douloureuse, mais non tuméfiée.

La prophylaxie consistera essentiellement à éviter
une température notablement supérieure au froid qui
vient d'être subi, et surtout à éviter la chaleur.

Il n'est pas possible de savoir où commence, dans
chaque cas, la température dangereuse. Mais cette température se rapproche d'autant plus de zéro que l'action
du froid a été plus intense.

Pour les précautions en vue d'éviter une température
trop élevée, voir la prophylaxie détaillée ci-dessus.

TRAITEMENT

Traitement des accidents locaux. — Il y a lieu de distinguer le traitement de la période des troubles fonctionnels et celui de la période des lésions.

Pendant les troubles fonctionnels, le traitement aura pour but de modérer la réaction pour l'empêcher de causer des lésions. La sédation de la réaction sera obtenue par la suppression de la température trop élevée et par des applications froides faites sur la partie atteinte : applications de neige, de glace, d'eau. Les modes d'application du froid sont décrites plus haut.

Quand, arrivé au gîte après avoir souffert du froid, on sent dans une partie, pieds par exemple, une chaleur et une douleur vives, ne pas hésiter à s'arracher à la tiédeur et au bien-être du logis et appliquer immédiatement le traitement. Quand on est très fatigué, il faut un véritable effort de volonté pour s'arracher à ce bien-être.

A la phase des lésions, le traitement aura pour but de faciliter le retour de la vie normale dans les tissus lésés. Les moyens employés sont les mêmes que ceux indiqués pour les lésions de la congélation. Ce traitement n'est ni aussi urgent ni aussi important que celui des troubles fonctionnels.

Traitement des accidents généraux. — Ce traitement aura pour but de combattre la congestion réactionnelle et les troubles qu'elle occasionne dans les fonctions du cerveau, des poumons et de l'appareil circulatoire.

Ce traitement ne pourra être fait complètement que par un médecin. Mais il faudra toujours soustraire le malade à la température trop élevée qui a causé la réaction et le maintenir dans une température fraîche.

A défaut de médecin, on appliquerait de la glace ou des compresses froides sur la tête, on promènerait des sinapismes sur la poitrine. Si la dépression nerveuse était marquée, on ferait respirer de l'éther, du vinaigre, des sels excitants.

Ce traitement est peu important à connaître à cause de la rareté des cas où il y aura lieu de l'appliquer.

APPENDICE

Pour faire ressortir les nombreuses différences et les
rares similitudes qui existent entre les accidents directs
et les accidents réactionnels, nous allons exposer les
deux sortes de froidures sous forme de tableaux compa-
ratifs.

Accidents directs.	Accidents réactionnels.

ÉTIOLOGIE

Accidents directs.	Accidents réactionnels.
Sont causés par l'action unique et directe du froid.	Sont causés par les actions successives d'un froid violent d'abord, d'une température relativement élevée ensuite , quand ces actions se succèdent immédiatement. La succession immédiate de ces deux actions détermine une réaction qui est la cause immédiate des accidents.
Ont le froid comme cause nécessaire et suffisante. Ont le froid comme cause unique et déterminante.	Ont le froid comme cause nécessaire, mais non suffisante. Ont le froid comme cause prédisposante, et la chaleur absolue ou relative, comme cause déterminante. La chaleur est aussi nécessaire que le froid.
Surviennent pendant le cours de l'exposition au froid.	Surviennent après l'exposition au froid, quand les parties atteintes sont exposées à une température relativement élevée ou chaude.

Accidents directs (suite). | **Accidents réactionnels** (suite)

PATHOGÉNIE.

Sont le résultat soit de l'action traumatique du froid sur les tissus, soit de l'asphyxie et de l'inanition des tissus résultant d'une privation prolongée du sang, consécutive au spasme des vaisseaux, ou quelquefois à la congélation du sang dans les petits vaisseaux.

Le froid crée une prédisposition à la réaction. Cette prédisposition reste latente ou se manifeste d'une manière modérée si, immédiatement après, ne survient pas l'action d'une température relativement élevée. Si la température élevée survient, il se produit une réaction dont le phénomène dominant, sinon unique, est une forte congestion active. Cette congestion produit des ruptures vasculaires suivies de thrombus qui arrêtent la circulation.

SYMPTÔMES

A la période des troubles fonctionnels précédant les lésions, les parties congelées ont leurs phénomènes vitaux suspendus, ont l'aspect de parties mortes et sont exsangues. Elles sont froides, pâles, insensibles, privées de mouvement.

A la période des troubles fonctionnels précédant les lésions, les parties en réaction sont le siège de phénomènes vitaux excessifs et d'une congestion active intense. Elles sont chaudes, douloureuses, rouges et tuméfiées.

A la période des lésions réalisées, après la réaction, les caractères des parties atteintes sont à peu près les mêmes dans les deux cas.

PROPHYLAXIE

La prophylaxie consiste essentiellement à empêcher l'action du froid.

La prophylaxie consiste essentiellement à éviter l'action d'une température relativement élevée, et surtout de la chaleur.

TRAITEMENT

Le traitement, à la période des troubles fonctionnels précédant les lésions, consiste essentiellement à réveiller la vie, à rétablir la circulation.

Le traitement, à la période des troubles fonctionnels précédant les lésions, consiste essentiellement à modérer les phénomènes vitaux et à atténuer la congestion active.

Le traitement des lésions est le même dans les deux cas.

TABLE

ALPHABÉTIQUE DES MATIÈRES.

Paris et Limoges. — Imp. milit. Henri CHARLES-LAVAUZELLE.

Librairie militaire Henri CHARLES-LAVAUZELLE

Paris et Limoges.

Librairie militaire Henri CHARLES-LAVAUZELLE

Paris et Limoges

L'Expédition militaire en Tunisie (1881-1882). — Fort vol. grand in-8° de 422 pages, avec 7 cartes et croquis, couverture en couleurs...... 7 50

La 6e brigade en Tunisie, par le général Ch. PHILEBERT. — Vol. in-8° de 232 pages, orné d'un portrait du général, de 13 gravures et d'une carte en couleurs hors texte du théâtre des opérations..................... 5 »

Opérations militaires au Tonkin, par le commandant breveté CHARROL, de l'état-major du 4e corps d'armée. — Volume grand in-8° de 350 pages, avec 72 cartes et couverture en couleurs......................... 6 »

Lang-Son, combats, retraite et négociations, par le commandant breveté LECOMTE. — Volume grand in-8° de 560 pages, broché, imprimé sur beau papier, illustré de 51 magnifiques gravures, têtes de chapitres, culs-de-lampe, vignettes, accompagné d'un atlas contenant 19 cartes et 3 planches. .20 »

Le Tonkin français contemporain, études, observations, impressions et souvenirs, par le docteur Edmond COURTOIS, médecin-major de l'armée, ex-médecin en chef de l'ambulance de Kep: ouvrage accompagné de trois cartes en chromolithographie. — Volume in-8° de 412 pages......... 7 50

Madagascar et les moyens de la conquérir. Etude politique et militaire, par le colonel ORTUS, de l'infanterie de marine. — Volume in-18 de 228 pages avec une carte au 1/4.000.000. .... 3 50

Guide de Madagascar, par le lieutenant de vaisseau COLSON. — Volume in-18 de 220 pages, accompagné de la carte de Madagascar au 1/4 000.000e, des itinéraires de Tamatave à Tananarive, de Majunga à Tananarive, du plan de Tananarive et d'un croquis indicatif des cyclones de l'Océan Indien. 3 50

L'Expédition du Dahomey en 1890, avec un aperçu géographique et historique du pays, sept cartes ou croquis des opérations militaires et de nombreuses annexes contenant le texte des conventions, traités, arrangements, cessions, échanges de dépêches et télégrammes auxquels a donné lieu l'expédition, par Victor NICOLAS, capitaine d'infanterie de marine, officier d'académie (2e édition) — Volume in-8° de 152 pages......... 3 »

Les expéditions anglaises en Afrique. Ashantee (1873-1874), Zulu (1878-1879), Egypte (1882), Soudan (1884-1885), Ashantee (1895-1896), par le lieutenant-colonel breveté SEPTANS, de l'infanterie de marine. — Fort volume grand in-8° de 500 p., avec 29 cartes et croquis, couvert. en couleurs. 7 50

Les expéditions anglaises en Asie, Organisation de l'armée des Indes (1859-1895), Lushai Expedition (1871-1872), les trois campagnes de lord Roberts en Afghanistan (1878-1880), expédition du Chitral (1895), par le lieutenant colonel breveté SEPTANS, de l'infanterie de marine. — Vol. **gr.** in-8° de 350 p., avec 17 cartes et croquis, couverture en couleurs... 7 50

Petites guerres. Leurs principes et leur exécution, par le major C.-E. CALLWELL, traduit et annoté par le lieutenant-colonel breveté SEPTANS, de l'infanterie de marine. — Volume in-8° de 372 pages, avec 12 croquis dans le texte................ .... 7 50

Expéditions militaires d'outre-mer, par le colonel George-Armand FURSE, ayant servi dans la *Black Watch,* traduit de l'anglais, avec l'autorisation de l'auteur, et annoté par le lieutenant-colonel breveté SEPTANS, de l'infanterie coloniale. — Volume grand in-8° de 600 pages avec 12 cartes et croquis dans le texte..................................... 10 »

Les Italiens en Erythrée. Quinze ans de politique coloniale, par C. DE LA JONQUIÈRE, capit. d'art. brev. — Vol. in-8° de 552 p., avec 10 cartes. 5 »

Rapport du général Lamberti, vice-gouverneur de l'Erythrée, sur la bataille d'Adoua (1er mars 1896). — Brochure in-8° de 64 pages, avec 5 cartes dans le texte......... .... 1 50

Le catalogue général de la Librairie militaire est envoyé gratuitement à toute personne qui en fait la demande à l'éditeur Henri CHARLES-LAVAUZELLE.

www.ingramcontent.com/pod-product-compliance
Ingram Content Group UK Ltd.
Pitfield, Milton Keynes, MK11 3LW, UK
UKHW021731090726
13657UKWH00002B/646